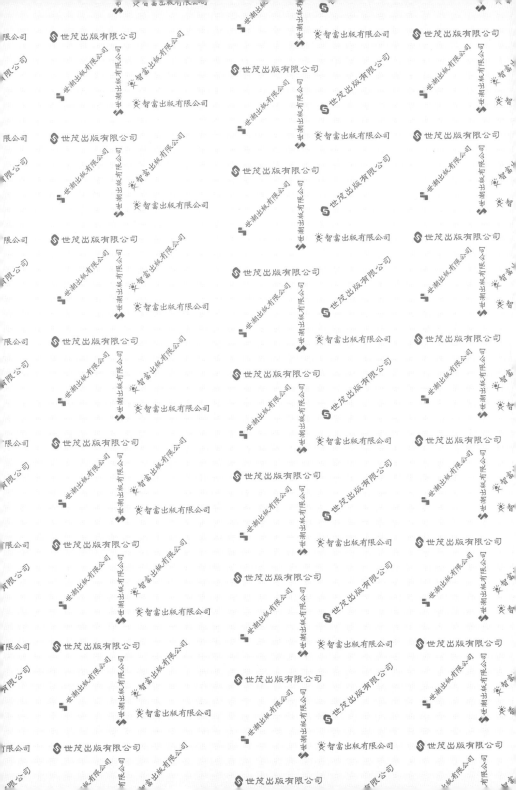

低能量遠紅外線照射療法

李其然◎著

遠紅外線完全健康手冊

本書為〈遠離病痛紅不讓：低能量遠紅外線照射療法〉一書之改訂版

目錄

第❶章 遠紅外線的奧秘
Chapter 01

第❷章 洗腎瘻管治療
Chapter 02

第❸章 傷口癒合處理
Chapter 03

第❹章 下肢循環障礙
Chapter 04

第❺章 泌尿道疾病
Chapter 05

甫自2012歐洲腎臟醫學會展場趕回台灣，為本書付印前作最後編排審視之際，卻驟然獲悉　吳本玠教授於5/23病逝。

　　這位溫文儒雅的長輩學者、生物物理學大師，是我20多年遠紅外線探索生涯中，最重要的學術後盾。在遠紅外線照射療法少有學理依據的年代，他對遠紅外線的生物物理效應做了深入探討，研究成果至今仍未見超越者；我懷念20多年來無數次於電話中向他請益，以及在北京時他當面的諄諄講解，更懷念他2001年應邀來台，出席遠紅外線學術講座時娓娓道來的學者丰采……

　　這也讓我不禁想起，今年初過世的成大電機研究所楊明興教授。在遠紅外線療法仍被衛生署視為非科學的民俗療法時代，用他的學界資源給予我熱情的支持與鼓勵，並攜手成立了遠紅線保健科技發展協會。

　　謹將此書獻予他們，作為紀念這兩位良師益友的工作報告。

李其然
2012年6月1日

從科學出發，走入尋常百姓家

　　李其然先生邀我為本書再版而寫序。這引起了我對過去年代不少的回憶。李其然先生是我的摯友，由於他致力於研發遠紅外線保健醫療器材，使我們走在一起。

　　我是北京協和醫科大學的一名從事生物醫學工程科學研究的技術人員，由於北京舉辦一些有關遠紅外線醫學研討會時，李其然先生經常應邀前來參加學術會議而與他相識，並經常討論一些學術議題，成為要好的朋友。1993年我來台灣訪問，李其然先生邀我在台北做有關遠紅外線物理治療的學術報告，使我相識更多台灣從事遠紅外線保健醫療的學者、朋友。

　　這次看到此書再版，使我很有感觸。李其然先生是一位專營遠紅外線治療儀的企業家。他經過努力，設計製造了很有特色的遠紅外線醫療器材，提高了儀器的性能，使用起來更安全、更有效，在台灣、大陸和國際市場廣受好評。

　　但使我更加感動的是，李其然先生身為企業家，經營企業發展壯大就要耗費許多精力了，但他在研發遠紅外線治療儀的同時，還能深入醫院、家庭這些使用遠紅外線治療儀的醫療現場，考察了解遠紅外線照射療法的臨床效果，收集科學資料編寫此書，並隨著醫學科技的發展而更新再版，這對讀者而言確實是一大福音。

李其然先生在這本書裡深入淺出的介紹了什麼是低能量遠紅外線，它的物理性質和醫療作用，文字通俗易懂但科學性很強。書中重點介紹了實際使用遠紅外線照射療法治療的大量臨床案例資料和臨床收到的效果，讀後使人對遠紅外線照射療法有了更加深刻的認識，這對推廣使用遠紅外線照射療法發揮很大的作用。

遠紅外線是太陽光譜中波長較長的一種紅外熱射線。人工製造的遠紅外線治療儀能輻射有效的遠紅外線，這種射線照射到人體表面，具有很好的組織穿透力。人體組織70-80%是水分子組成的，在遠紅外線照射下，引起分子共振，激發細胞代謝功能，由於皮膚溫度升級，導致血管擴張，組織微循環改善，具有良好的消炎止痛效果，因此遠紅外線照射是國內外廣泛使用的一種物理療法。

李其然先生在繼承傳統遠紅外線治療技術的同時，改進了儀器。他特別強調的是低能量遠紅外線的照射因素，這對發揮遠紅外線的「非熱效應」有很大作用，對提高組織ATP酶能量的發揮，以及促進組織的修復更加有效。李其然先生身為一名企業家，卻能深入臨床醫療，觀察治療效果。他推廣的遠紅外線照射療法治好了多年不癒的頑固性小腿潰瘍，使面臨截肢的病人恢復了健康，受到病人和家屬由衷的感激。

特別值得指出的是，李其然先生更推動全台灣的醫療院所，以遠紅外線照射療法來保護慢性腎臟病患者的瘺管，使其減少感染，防止血管栓塞，保持血液循環的通暢。對於透析病人來說，

延長瘻管使用時間，使透析不致中斷，多麼重要！這是一項全球創新的醫療方法，得到歐美醫學界認可，突破了洗腎瘻管狹窄化這一洗腎醫學的瓶頸，是個了不起的成就，值得大力推廣。因而在本書再版之際，為之寫序以表祝賀。讓低能量遠紅外線照射療法為全民帶來健康幸福。

北京協和醫科大學教授暨博士生導師
國際醫學生物工程科學院院士
2012年2月25日於北京

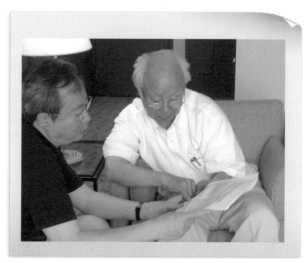

作者（左）於北京向楊子彬教授請益

如果結果是對的，那就不用怕了
⋯⋯實証醫學存在的意義

幾年前，我對「遠紅外線」的印象還停留在「比紅外線還遠的電磁波」這個模糊概念，似乎跟現代醫學凡事講究治癒疾病的觀念，完全扯不上關係。直到後來，好朋友兼學弟虞希堯醫師一付正經八百地跟我說：「我朋友想請你幫忙做遠紅外線療效的動物實驗⋯⋯」

那是第一次，覺得自己的研究怎麼可能會牽涉到這種另類療法呢?!當更進一步瞭解情況時，最令人不解的倒是直接來找我談的主管李先生的回答。

我問他說：「既然你的儀器都可以在市面上買得到，那為什麼還要做動物實驗？」

他竟然煞有介事地說：「我賣不是問題，但是我想要知道我的儀器為甚麼會有效，我不想賣得莫名奇妙⋯⋯」

隨著文明的進展，許多疾病隨著人類壽命的延長，也改變了診斷與治療方針。由於人們對現代醫學無法治癒所有疾病而顯露出不耐與失望之際，美國衛生研究院國家輔助與另類醫療中心（The American National Center for Complementary and Alternative Medicine, NCCAM），將「補充另類療法」分成五類，包括：另類醫療、身心療法、生物療法、操作及身體療法與

遠紅線
照射人體內關穴
的中樞調控初報

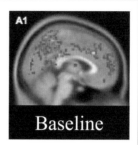

Baseline

1.照射前5分鐘：

原來大腦波動的模式，其腦波
會出現於前額葉及楔前葉。

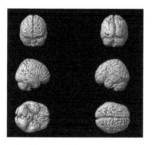

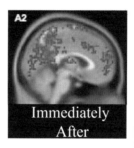

Immediately
After

2.照射後5分鐘：

發現腦波在右上腦迴、左額中迴及左小腦部位是增加的，而兩側
顳葉中上方的腦迴及流線型腦迴，其腦波是減少的。

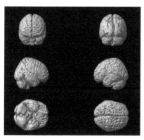

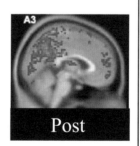

Post

3.照射後20分鐘：

在兩側顳上迴、錘狀回及枕葉的腦波，則是減少的。

**實驗結論：藉由遠紅外線刺激內關穴調節中樞系統，是
結合能量醫學及傳統醫學來治療人類疾病的一種方式。**

在邱仁輝教授指導下所發表的關於內關穴影響中樞神經
調控之報導

能量療法，而遠紅外線療法就屬於能量療法中的一部分。遠紅外線因為其無痛、非侵入性、以及便利性的特色，被廣泛的運用在許多醫學的領域中。照射遠紅外線被認為可以幫助傷口癒合，增加皮膚的血流量，以及改善洗腎患者動靜脈瘻管的通暢度。

其實，讓我想要研究遠紅外線為什麼會有效的最大原因，在於一個很重要的描述：「……遠紅外線可用於洗腎病人，但是有些洗腎病人在用的時候會覺得不舒服……」

我心想：「如果用的時候不舒服，為什麼又會一直使用？」

這種矛盾直到動物實驗以及往後應用到人體的結果出來之後，才豁然開釋。經過數年的研究結果發現，遠紅外線照射後會造成動物皮膚的血流增加現象，而照射過血流量增加主要發生在照射結束之後，而非正在照射之時段。當照射結束後，皮膚組織內的一氧化氮（nitric oxide）會急遽增加，而導致血管放鬆及血流量的增加；當使用一氧化氮的抑制劑時，遠紅外線的增加皮膚血流量效應會明顯地被抑制。這種延遲效果的特殊情形，也出現在後來的《遠紅外線對於健康受試者心率變異度（HRV）的調控》的研究中，發現在停止遠紅線照射的十五分鐘後，心率變異之低頻/高頻比值（LF/HF ratio）出現有意義的上升，只是效應比動物來的晚些。除此之外，利用腦部功能性磁振造影的分析，顯示在遠紅外線照射的中後期及結束後期，腦部功能有活化的現象，暗示著遠紅外線對自主神經有調控的影響。

隨著進入二十一世紀，現代醫學也由經驗醫學進入實証醫學。實証的目的不外乎「提出證據去說服別人相信這個醫療是有效的」。

　　我記得兩個博士學弟很焦慮地來找我，其中一位問：

　　「我這結果很奇怪，跟國外發表的不一樣，怎麼辦？」

　　「你相信你做的結果嗎？你相信這個結果是對的嗎？」我看著他的眼睛問。

　　他說：「這些都我自己做的，我相信是對的！」

　　「如果結果是對的，那你怕什麼？」我拍著他的肩膀說。

　　後來，他們都成為很有信心的醫師科學家。

　　一句「我想要知道為甚麼會有效，我不想賣得莫名奇妙……」成就了許多人、事、物。遠紅外線的機轉探討，從國內外許多專家學者的引用次數居高不下，更顯示出這段機緣的可信與可貴。

國立陽明大學醫學院傳統醫藥研究所　邱仁輝教授

2012年4月

台灣需要一本遠紅外線本土入門書

接觸遠紅外線領域，已經將近二十年。在這二十年之間，遠紅外線由不受重視的冷門學科，一躍成為熱門的研究領域；從只有翻譯書籍可供參考，到本國學者專家紛從物理領域、醫學領域，不斷揭露遠紅外線的奇妙現象與功能：累積出十分精采可觀的文獻。同時，個人在台灣所致力推廣的遠紅外線療法，也已經累積了豐富的臨床成果。

雖然本土的科學研究文獻已經不少，但是一般民眾若想多了解此一領域，仍然欠缺一本深入淺出的本土入門書籍。因此，深感有必要出版一本生活化的遠紅外線保健書籍，讓遠紅外線的基礎知識、療法發展以及應用情況，更廣為人知。

本書訪談多位醫師、患者。收集他們所提供的遠紅外線療法的珍貴資訊與經驗談。這些經驗分享包括：如何應用遠紅外線療法治療洗腎瘻管、改善下肢循環障礙、處理不易癒合的傷口、泌尿科疾病，以及用於復健物理治療、改善心血管疾病。這些醫療現場的醫護人員以及病患真實案例的心得分享，其實正是對於近年來一步一步被研究者揭露的遠紅外線的神奇與奧妙，作出回應，提出驗證。

本書歷時多年的資料收集與訪談；並承蒙遠紅外線專家、北京大學醫學部生物物理學系退休教授吳本玠前輩，對本書提供寶貴意見，協助本書在醫學學理方面的內容更為信實正確。

受限於個人時間、能力、篇幅，本書無法一一訪談所有積極推動遠紅外線療法，嘉惠病患的醫界推手；特此向這些長期致力於遠紅外線應用與研究的醫界先進、好友們，致上最深敬意。

　　目前，坊間對遠紅外線療法以及儀器的選擇，仍充斥不實資訊，民眾容易受到誤導。由衷盼望透過這本書的出版，導正坊間一些似是而非的說法以及錯誤的觀念。但願本書能提供民眾需要的保健知識，營造健康幸福的人生。

　　這本書最後能順利完成，除前述先進的鼓勵外，我要特別感謝工作夥伴傅甄雯小姐、貝運嘉小姐，因為沒有她們的堅持，這書出版之日殊為遙遠。

李其然

2009年9月

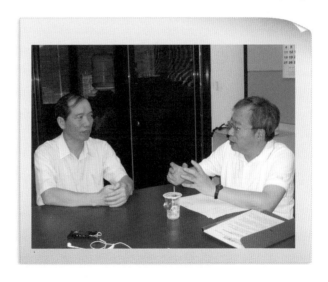

圖為作者與本書監訂江日崇醫師（左）合照

遠紅外線照射療法已更上一層樓

　　猶記得2009年準備寫這本書時，腦中只有一個念頭——要把20年的工作做個記錄，把自己對遠紅外線療法的認識做一番整理，分享給外界。至於這個「外界」是誰，倒也沒想太多，想像中大概就是比較喜歡買保健用品的民眾，或者是比較重視健康的退休公教人員吧！

　　然而書籍上市後發現，讀者並不只是原先估計的民眾而已，更有為數不少來自醫護界。這著實讓我有點意外，甚至有點受寵若驚，因為我原先以為他們會不屑看，雖然內心又暗暗有些期盼。

　　後來有幾次在醫學會見到一些醫護界讀者，他們熱情地告訴我，其實這樣的內容正是他們期待的！一來不會太枯燥，二來有名有姓有根有據，文字嚴謹可信度高，不同於坊間的一些健康類書籍。更重要的，就是大家都被到處充斥卻不完整的遠紅外線產品資訊搞糊塗了，病人問、家屬問、朋友問，它有效嗎？我可以用嗎？是什麼原理呢？我們這些被大眾信賴的醫師、護理師們簡直窮於回應，於是這本書就派上用場了——

　　其實，當年準備出版這本書時，總覺得還有許多內容可以再整理添加的，但礙於出版的進度要求，也就把書給出了。然而我的內心一直感到有些缺憾，因為不能把所有知道的全寫進來，尤其是低能量遠紅外線照射療法的特徵——「非熱效應」，我因略

有涉獵而提前知悉有項非常重要的研究成果正待出爐，無奈好事多磨，直到2012年初才正式發表。此報告指出，對人類臍靜脈細胞（HUVEC）照射不同強度的遠紅外線，以及施與同樣溫度條件的其他熱作用時，兩相比較竟然顯示出完全不同甚至是相反的結果。這清楚證實了遠紅外線「非熱效應」的存在，並揭開其（部分）作用途徑。

這是個非常重要的發現，因為連大部分醫生都一直認為：遠紅線就是一種「熱」的現象，它對人體的作用就是熱療。而坊間廠商更是不明究理的推出一些以『熱』見長的產品然後冠以遠紅外線名稱，而且也取得衛署許可了。就連食品藥物管理局也無能力去區別其間差異，一般民眾就更難了。

本書除了遠紅外線的科學原理更新之外，在各個科別的醫學應用方面我們也進行了資料補充。像之前內容比較不足的泌尿科應用，就加入署立桃園醫院泌尿科主任杜元博醫師最近的臨床觀察——遠紅外照射對男性性功能的作用，這是許多讀者之前反應很想知道的一塊。

隨著台灣社會人口結構的變化，長期照護已成為熱門話題。我們經過一段時期的推廣觀察可知，遠紅外線照射療法將是長期照護工作裡最好的夥伴。對於壓瘡、成人尿布疹以及造口、血循障礙及痠痛等臥床病人常見的棘手問題來說，實在找不出比照射低能量遠紅外線來得更安全、方便、價廉而有效的方法了！因此我也特地增加了一章來介紹。

而中醫的運用對大部分民眾說來是最親切、最生活化的醫療保健方法，為此我們在婦產科的新章中，特加入中西醫結合的中醫博士黃貴松醫師之文章，分享他從20年前開始用遠紅外線來治療婦科疾病的經驗。更在傳統醫學應用的新章中，納入陽明大學傳統醫學研究所教授邱仁輝醫師及其所帶領的研究團隊，使用遠紅外線治療儀照射內關穴後，用fMRI（核磁共振）觀察中樞神經調控所獲得的結果。

　　這是國內醫學界首度從中樞神經調控的角度，解釋遠紅外線的治療機轉。藉由這個實驗，觀察到遠紅外線對周邊循環的中樞調控確實有影響，這對自律神經失調引起的疾病，如：高血壓、心臟病、胃潰瘍、焦慮、失眠等，提供了一個新的治療途徑。

　　當然本書還有更多更新的內容，就留待讀者自行閱讀及發掘了，這些增訂文字不僅是豐富本書內容，更意味著遠紅外線照射療法已更上一層樓，有更多的健康問題可以被它解決。同時，我要特別感謝工作夥伴周芷宣小姐、石尚儀小姐，為這本書獻言獻策，使本書得以增訂再版。隨著遠紅外線照射療法愈來愈被廣泛運用，我期許下次的增訂版會很快出現，也請大家繼續鞭策我們！

李其然

2012年5月20日

從起步到飛躍──
遠紅外線在現代醫學的應用發展

早期─妾身未明的遠紅外線

紅外線應用於人體保健，較為正式的登場大約是在1960年代，日本人開發出完全不帶紅光的紅外線，先應用在工業領域，而後被拿來作為物理治療的工具。從這個時候開始，「赤外線治療器」成為日本養生風潮中一直不墜的代表，直到今天。

但此時的醫界，對紅外線照射促進人體健康的影響仍維持較保守的看法，並視為「維他命保健法」，即可有可無，照射紅外線和補充維他命似乎沒有差別。在此同時，物理學界對不可見的紅外光並無明確界定，對紅外光的性質研究也尚未明朗。

中期─撥雲初見日

隨著科技的進步，物理學界逐漸發展出成熟的紅外光譜，紅光、近紅外線與遠紅外線的區分也日漸明確。1970年代到1980年代，各學術界開始進行交流與整合，其中跨生物、物理與醫學領域整合而成的生物物理學與生物醫學工程學，將研究的觸角探向不可見光療法，「遠紅外線照射療法」成為其中主要的研究方向。

1980年代中期到1990年代初期，多位中國科學家從基礎醫學的角度，投入對遠紅外線的長期研究。北京醫科大學生物物理學家吳本玠教授、協和醫科大學生物醫學工程學教授楊子彬、

北京理工大學吳祈耀教授、北京清華大學高能物理學家陸祖蔭教授和中國中醫研究院免疫學專家李采熙教授，均是學界泰斗。在當時環境與資源都極為有限的狀況下，這些學者們憑藉著一股對學術的熱情，運用動物實驗證實了遠紅外線有活化生理機能的功效。這些實驗結果，讓遠紅外線的醫學應用，開始有了較為明朗的發展，也為欲研究遠紅外線醫學的後進，提供了紮實的後盾。

也因為曾有幸親沐這幾位大師，筆者受其感召而決心投入製造遠紅外線治療儀產業，二十年來執著不輟，成功研發能放射出有效的遠紅外線的儀器，同時積極與學界合作推廣，獲得國內多所醫學研究單位的支持協助。

近期─產學合作，奠定醫用遠紅外線應用背景

1998年，在時任國立成功大學電機研究所所長楊明興教授出面號召下，以其長期專研醫學工程領域並主持紅外線實驗室的背景，與筆者籌劃創立了「中華民國遠紅外線保健科技發展協會」，定期舉辦小型演講與出版刊物，向大眾介紹正確的遠紅外線原理及用途。

該協會於2001年，與成大電機系合辦「遠紅外線在基礎及臨床學應用研討會」，邀請北京大學醫學部生物物理系吳本玠教授、成大電機系楊明興教授、彰化秀傳醫院心血管外科江日崇醫師和國軍基隆醫院潛水醫學科主任王賢和醫師共同與會，從基礎生理學與臨床試驗探討遠紅外線療法的原理與應用，初試啼聲即獲得許多醫療院所的關注，尤其是用於照顧洗腎瘻管，會後受到

各大洗腎中心、洗腎室的迴響。

此後醫界開始接受遠紅外線照射療法進入主流醫學，該研討會堪稱台灣遠紅外線醫療歷史的重要指標。

2006年，協會與彰化秀傳紀念醫院合辦「2006年醫用遠紅外線研討會」，邀請多位專科醫師齊聚一堂，將他們這幾年來，遠紅外線應用的臨床經驗與研究成果交流分享。此次研討會有讓人驚喜的發現，遠紅外線應用於不同的科別與症狀，有顯著效果，且原理殊途同歸，與會醫師相互交流所激發的火花，讓遠紅外線臨床應用的研究，獲得肯定。

這是台灣醫界首次遠紅外線的臨床研討會，從心血管外科、腎臟內科到泌尿科；從基礎醫學、動物實驗到臨床報告，台灣醫用遠紅外線發展雛形，於焉建立。

從現在到未來

近年來，越來越多的醫學中心、區域醫院和診所使用遠紅外線作為療程的一部分。除了超過九成的洗腎中心用來照護腎友瘻管外，台灣各大外科用於術後消腫與增進肢端微循環、內科用於控制糖尿病足傷口、放射腫瘤科用於放射線治療後皮膚傷口癒合，同時也有大量研究人力投入基礎研究，以科學實驗證明遠紅外線照射治療的效果，遠紅外線此時已從「民俗療法」、「安慰療法」躍升為「處方治療」。

遠紅外線得到醫界正面肯定的同時，民間也吹起遠紅外線保健養生的風潮，但相關知識的獲取管道十分缺乏，多來自口耳相

傳或日本的翻譯書籍，台灣未有本土的專業書籍。

在大部分的產品製造商與消費者對遠紅外線似懂非懂的情況下，出現許多不正確的製造與使用觀念，無法真正展現出遠紅外線對健康的益處，更甚者有可能造成傷害。

為推廣遠紅外線的保健應用，並導正視聽，筆者特別企劃編撰本書，邀請使用者、醫療專業人員和研究人員，以自身經歷與研究，說明目前遠紅外線在醫療上的使用狀況。期待本書可以彌補台灣在這方面的資訊缺口，促進相關知識的普及。

本書除了呈現台灣醫學界使用遠紅外線現況，也從中醫師的角度，簡介遠紅外線搭配中醫療法之應用，並提供醫療人員與使用者的經驗分享，讓民眾更瞭解遠紅外線的醫療保健功能，從而建立遠紅外線保健的嶄新觀念。

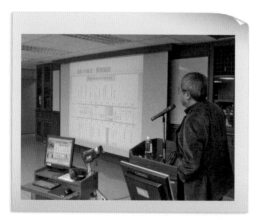

李其然

寫於2009年11月
《遠離病痛紅不讓—低能量遠
紅外線照射療法》出版前夕

作者應台南奇美醫院心血管外科邀請，
向全院50位外科醫師簡報《醫用遠紅外
線原理及運用》

第①章 遠紅外線的奧秘

1-1 什麼是遠紅外線

要了解「遠紅外線」，必須先認識什麼是紅外線。紅外線是存在陽光之中的一種光線，也是一種電磁波。

西元1800年，德

紅外線是一種眼睛看不到的光線，因波長不同可分為：

| 微波 | 紅外線 | 可見光 | 紫外線 | X線 |

紅橙黃綠藍靛紫

波長（μ） 1000　　　　0.75　　　0.4　　　0.2

遠紅外線　中紅外線　近紅外線

1000　　　　　　3　　　1.5　　0.76

國科學家赫歇爾利用三稜鏡的分光作用，於某次光譜實驗時無意中發現：在太陽光的紅光外側，有一種肉眼無法看見，但物理性質與紅光相似的電磁波，於是將之命名為「紅外線」。這是人類首次發現紅外線，距今不過200多年。

如果以所佔比例來看，紅外線佔太陽光的42.1%，比可見光的51.8%少，雖然肉眼無法看見，但身體皮膚可以感受到它的溫熱。

在光譜上，紅外線的波長比可見光（紅、橙、黃、綠、藍、靛、紫等七種色光）要長，波長範圍0.75~1000微米左右，介於紅光及微波之間。

「遠紅外線」是「紅外線」的長波部分

由於紅外線的頻譜範圍太廣，為了研究方便，科學上將其劃分為近紅外線（IRA 0.76~1.4微米）、中紅外線（IRB 1.4~3微

米）及遠紅外線（IRC 3~1000微米）。【注一】

　　在這些分類中，近紅外線與中紅外線由於較易產生以及被測知，很早就被人們拿來運用。如常見的紅外線控制功能，在國防工業（如夜間導航、洲際飛彈）到一般民間工業（如電視、冷氣遙控器）都廣泛使用。而紅外燈由於可產生強烈熱感，也常被做為民生保暖器材使用。

　　遠紅外線由於熱感非常微弱，一般人不易直接感知，再加上需要精密的光學儀器才能測量得到，而多出現於精密的天文觀測或高端國防應用。但是，隨著人類生物電磁學的研究漸漸開展，遠紅外線的「非熱效應」也漸漸被揭示，遠紅外線在醫療保健方面的應用，相信是未來醫學及科學發展的重要方向之一。

遠紅外線可透過加熱精密陶瓷產生

　　根據「黑體輻射」原理，一般材料在常溫下仍會放射出極其微量的遠紅外線，但其強度不足以作為醫療用途。而一般的陶瓷材料，可接收外來能量並轉換成紅外線，由於遠紅外線的比例會因陶瓷成分不同而有所差異，其用途也因此有較大的差異。其中「醫療用」的精密陶瓷，有較佳的轉換率，可將能量轉換成高純度的遠紅外線，以作為醫療用途。

注一：目前遠紅外線波長的分界說法不一，本書所採用的分類摘自
　　　Elsevier出版的《Electrotherapy Explained, Principles and
　　　Pracitice》，第四版，16章

1-2 遠紅外線的應用

1. 軍事用途

　　如：一般人印象中的紅外夜視技術、導彈追蹤技術或紅外搖控技術等。

2. 工業用途

　　多半同時含有近、中、遠紅外線，並以近紅外線為主。利用近紅外線高溫及均勻加熱的特性，**使水或其他溶劑升溫而迅速揮發**，達到均勻乾燥及固化的效果。一般用於工業加熱、食品烘焙、製品乾燥、烤漆等。

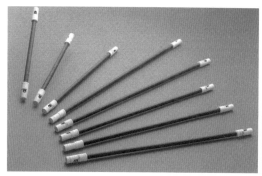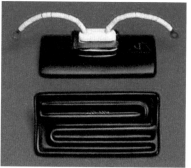

工業用紅外線陶瓷(左圖引用自住友金屬CERAMICS產品目錄，右圖引自奇特電工產品目錄)

3. 民生用途

　　近十幾年來，波長較短之紅外線已廣泛應用於日常生活。如吹風機、電熱爐、電暖爐或熱敷燈這些產品，常常用於加熱空氣、烘烤烹煮、室內取暖或是痠痛熱敷之替代功能。雖然此類用品有許多以遠紅外線為名，但為了達到迅速加熱之效果，溫度多

半偏高，放射出的光譜多含有相當比例之近、中紅外線，因此較不適於作為醫療使用。

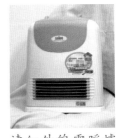

4. 醫療用途

　　醫療用的遠紅外線應盡量排除近、中紅外線，遠紅外線（波長3μm以上）純度超過99%，較適合做為醫療用途。高純度的遠紅外線，主要特色為非熱效應，可提升細胞對抗逆境（Stress）的能力，維持正常的生理機能，並降低組織的氧化壓力，減少不正常的增生或死亡。在臨床上常用來改善末梢缺血、減緩發炎、促進傷口癒合等等。

遠紅外線電暖爐體積小巧，可迅速提升室內溫度

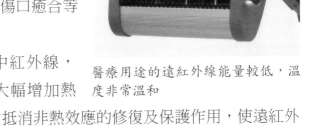

醫療用途的遠紅外線能量較低，溫度非常溫和

　　若摻雜有近、中紅外線，增加的熱效應除了大幅增加熱危害風險之外，更會抵消非熱效應的修復及保護作用，使遠紅外線的治療效果被破壞，變成單純的熱治療。

POINT 如何分辨醫療級遠紅外線

　　醫療級的遠紅外線，保持20公分照射時，皮膚表面應維持在40℃左右。若使用時皮膚有灼熱感，或皮膚表面溫度超過40℃，則表示該器具帶有過多的熱效應（如近、中紅外線、熱風等等），年長者、糖尿病、腎臟病、長期臥床、血循不良、心血管疾病患者尤其應提高警覺，避免熱傷害風險。

1-3 醫用遠紅外線的特色：非熱效應

遠紅外線照射療法早期被視為熱療的一種，使得醫學界忽略了遠紅外線不同於熱療的表現，如：抑制發炎、促進傷口癒合……等等。但生物物理學界發現，遠紅外線中的特定波段，可以被蛋白質的特定結構吸收，藉此改變蛋白質的活性，進而調節細胞的生理機能。

遠紅外線治療的功效主要來自於非熱效應

知名生物物理學者，中國電子科技大學高能電子學研究所龐小峰教授，研究遠紅外線的生物物理現象多年，並有多篇著作刊登於國際生物電磁學期刊。作者有幸在2010年接待龐教授來台，並當面向其請教遠紅外線的生物物理原理。根據他的研究，波數為1,240 cm^{-1}（即波長約8 μm）的遠紅外線，最容易被蛋白質所吸收。由於這個過程中，蛋白質溫度不會產生變化，因此稱之為「非熱效應」。

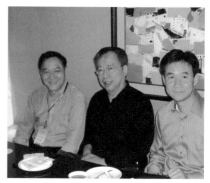

龐教授表示，蛋白質是細胞中催化各種生化反應不可缺少的要素，若蛋白質缺乏能量無法工作或效率低下，細胞的生理機能就會嚴重的受到影響，造成人體

作者(中)與生醫工程博士許凱雄（右），一同向來台進行學術交流之中國電子科技大學博士導師龐小峰教授（左）請教遠紅外線之生物效應

虛弱甚至疾病。生物體中提供細胞能量的方法，主要是三磷酸腺苷水解（ATP hydrolyzation），而遠紅外線的振動能量（Vibration Energy）與ATP水解的能量非常接近，可形成能量共振傳遞，因此他提出一個生物物理模型：遠紅外線的能量可以被蛋白質吸收並提供其能量，這個能量可以在人體內透過生化反應從一個巨分子傳遞到另一個巨分子，過程中蛋白質或其他巨分子的振動能階改變，但溫度維持恆定，因此分子不會受到破壞。這個過程就稱為「非熱效應」。【注一】

龐教授的生物物理模型，在細胞生理實驗中也獲得驗證。根據萬芳醫院和台北醫學大學附設醫院合作多年的研究發現，遠紅外線可藉由調控蛋白質磷酸化，調控蛋白質活性；而磷酸化反應，正是三磷酸腺苷水解的結果。此結果和龐教授的生物物理模型不謀而合，更增加了遠紅外線非熱效應理論的正確性。【注二】

遠紅外線治療的功效主要來自於非熱效應

「熱與遠紅外線到底有何不同，長久以來一直是個令人困惑的問題，我們的實驗很明確的說明了兩者的不同，」研究主持人，台北醫學大學副教授陳正憲博士說：「譬如，當血管內皮細胞受到刺激而不正常增生時，遠紅外線可以有效的抑制增生，但單純的將細胞加熱到遠紅外線照射的溫度時，卻沒有這種效果。」

研究團隊更發現，遠紅外線照射可以調控細胞的基因表現，讓細胞在受到外界刺激的狀況下，維持正常的生理機能，但相同

溫度的熱處理，卻無法啟動這個調控機制。

　　由此可知，遠紅外線對於血管治療、促進傷口癒合、保護細胞組織等用途，**無法用熱治療所取代。**

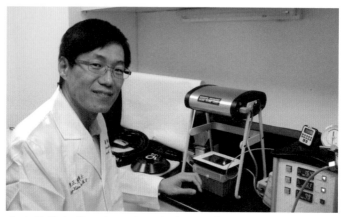

台北醫學大學副教授陳正憲博士與實驗用的遠紅外線裝置

遠紅外線治療效果　溫度是關鍵

　　除了釐清遠紅外線和熱效應對細胞生理截然不同的作用之外，研究團隊也發現，遠紅外線的某些治療效果竟會被熱效應破壞。

　　在遠紅外線治療的過程，熱會伴隨而生，而熱效應的強弱主要受到波長的影響，波段中摻雜越多的近紅外線，熱效應越強。

POINT 開始使用遠紅外線醫療器材之前，你應該要知道：
1. 高溫紅光
2. 高溫熱風
3. 近、中紅外線
都是會干擾遠紅外線治療的不利因子。

實驗中，隨著熱效應增加，遠紅外線的治療效果開始遞減，到最後完全失去作用。

「從我們的實驗結論可知，使用遠紅外線治療絕非『越熱越好』，反而應盡量避免溫度增加，以達到最佳的治療效果。」陳博士強調。

選用高純度遠紅外線　可避免過度升溫

紅外線的熱效應，主要來自於近紅外線波段（波長0.75~3微米），因此在選擇遠紅外線器材時，需考慮其遠紅外線（波長3微米以上）的純度及使用時的溫度。遠紅外線純度越高，升溫越少，熱傷害風險越低，治療的效果越好。

除此之外，可見光或熱風，都是會提高熱傷害風險及不利於遠紅外線治療的干擾因子，使用遠紅外線器材時須注意。

注一：龐小峰教授的遠紅外能量傳遞模型，可參考《International Journal of Infrared and Millimeter Waves》，22卷

注二：此研究成果於2012年獲刊於國際知名期刊《PLoS ONE》（《公共科學圖書館》）

QUESTION

Q：那些遠紅外線的醫療用途無法被熱治療取代？

A：1. 傷口治療
  2. 急性期發炎
  3. 預防瘻管栓塞
  4. 血管疾病

1-4 遠紅外線照射療法與其他物理治療比較

一、超音波：

是一種機械震盪波。常用的超音波診斷或治療器，其頻率在 800-1000kHz（10^6Hz左右）間，係以機械震盪產生的疏密波，藉人體組織細胞為震盪介質傳遞進入體內，主要是產生摩擦的熱效應和其它理化作用。

二、超長波：

是以大約50Hz低頻交變的高電壓，來產生隨之變化的強磁場，促使在人體內部細胞形成渦電流，以產生內部溫熱效應。也就是利用交變「磁場」療法的一種。

三、低、中頻：

是指頻率比較低的電磁波。直流電療法、一般頻率低之脈衝電擊，如Bio-Tens療法，或使用電磁波頻率在10^5Hz以下之電療法皆屬於此類。

此療法係利用人體組織內可導電和可解離分子之特性，來產生電子流通的迴路，對感覺與運動神經系統具有強的刺激作用。簡單的說，就是利用電流來刺激神經細胞，即「電刺激」。

四、高頻：

指頻率範圍在10^5～10^{11}Hz的電磁波療法。一般又可分為長波（波長在3000～300米間）、中波（300～100米）、短波（100～10米）、超短波（10～1米）以及微波（1～0.001米）。

　　高頻電磁波由於正負極方向改變很快，因此人體組織細胞的離子濃度變化不明顯，刺激作用減弱，不能引起運動神經和肌肉的興奮。

　　但是高頻震盪電磁波所產生的電磁場，會使人體內的偶極分子（如水分子等）產生快速轉動，和旁邊的分子摩擦生熱，所以能產生人體內組織的熱效應。基本上還是借用高能量束造成的體內生物熱效應來達到治療的效果。

五、雷射：

　　是指低頻率的光線（包含可見光及不可見光)，通過受激輻射放大和必要的反饋共振，產生準直、單色、相干的光束。醫學上常用的雷射治療包括紅寶石雷射（波長0.694微米）、銣雅克雷射（波長1.064微米）等等。多半利用其能量破壞淺層細胞組織來達到治療的目的，譬如破壞黑色素細胞來美白去斑、破壞毛囊細胞以除毛等。

六、放射線：

　　指頻率很高，波長極短（0.01微米以下）的電磁波，具有游離輻射效應。常用在醫療上的有X-Ray（波長10^{-6}微米左右）儀器和鈷-60（10^{-3}微米附近）放射線治療。此類治療皆是以高能量使

> **POINT** 年長、患有慢性病或心血管疾病等整體健康狀況較差者，在接受物理治療時，需考慮過度刺激可能造成的風險，這時應優先考慮低刺激、非侵入性、禁忌症少的遠紅外線照射療法。

原子產生離子化現象，造成生物體內分子的破壞來達到治療之功能。

七、遠紅外線：

　　電磁波頻譜範圍在3微米到1000微米間即為遠紅外線。目前醫用遠紅外線主要的能量分布在2微米到35微米之間，這也是物理療法才正要開始發展的部分。而英國的物理學家Dr. Fröhlich已經證明，人類及生物的活體組織中存在的電磁震盪波長即落在此範圍，中國的生物物理學家龐小峰教授，也以物理模型推論出蛋白質的特定結構，可以吸收此波段的能量。

　　所以當遠紅外線的微小能量照射到人體時，可以透過與人體相符的電磁震盪共振被吸收，輔助細胞組織維持正常的生理機能，以達到促進血液循環、活化組織、改善微循環、調節神經及免疫系統、促進組織再生與修復等功能。

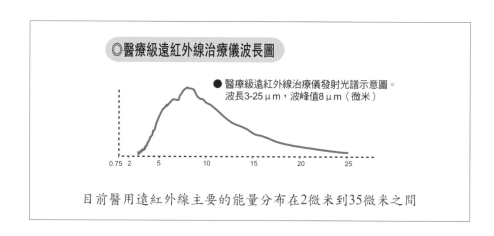

◎醫療級遠紅外線治療儀波長圖

● 醫療級遠紅外線治療儀發射光譜示意圖。
波長3-25μm，波峰值8μm（微米）

0.75 2　　5　　10　　15　　20　　25

目前醫用遠紅外線主要的能量分布在2微米到35微米之間

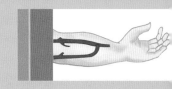

第②章 洗腎瘻管治療

Chapter02

2-1 遠紅外線如何輔助洗腎治療？

瘻管栓塞：洗腎病友之夢魘

　　瘻管是腎友的生命線，瘻管狹窄或阻塞所造成的透析清除效率不足，會讓腎友面對高死亡率和併發症高發生率的風險。未順利養成的瘻管會影響透析品質，多半無法維持到半年就會面臨狹窄甚至阻塞的問題，需要通血管或以氣球擴張術等介入性治療，讓瘻管再度通暢。

　　反覆通血管的疼痛、來回醫院的時間、金錢耗費、面對瘻管阻塞的恐懼，都嚴重影響腎友及家人的生活品質。尤其洗腎對腎友來說，一開始都是非常難以接受的。當腎友要開始洗腎，內心的焦慮便從未中斷，除了擔心洗腎帶來的不便，還要面對許多生活改變與身體調適，瘻管問題就是其中最令腎友擔憂的事情。

　　因個人體質不同，瘻管壽命從三個月到十數年不等。據統計，自體動靜脈瘻管第一年的阻塞率約20%，人工瘻管第一年的阻塞率約為40%。瘻管若發生栓塞，腎友可能需要不斷接受手術，嚴重時甚至手、腳都無處可開瘻管，並且需時時擔心瘻管再度發生栓塞或併發症，實在是有苦難言。

　　雖然狀況好的瘻管能夠持續使用幾年，但養成不佳的瘻管可能半年不到就開始阻塞，有時甚至發炎腫脹，嚴重時感覺像快要爆掉，需趕緊施行手術來處理栓塞的瘻管。

什麼是洗腎瘻管？

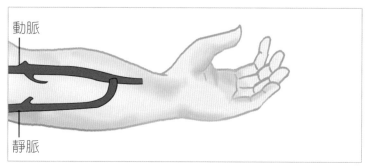

動脈

靜脈

藉由外科手術將動脈與靜脈連接，使動脈血直接流向靜脈，讓該段靜脈血管擴大、血流量變大（靜脈動脈化），以利於進行血液透析。

瘻管阻塞（狹窄）會影響透析時的血流量，使透析清除效率不足，可能會有口臭、皮膚癢、皮膚變黑、疲倦、食慾減退、水腫甚至心臟衰竭等情況。

此外，洗腎瘻管經常發生的問題還包括：瘻管在洗腎時的靜脈壓過高、血管暗沉縮小、血管纖維化、針扎傷口不易癒合、易發生感染、疼痛、血腫、靜脈炎等不適。這都是腎友無盡的夢魘，因而對瘻管進行照護就相形更為重要。

造成瘻管阻塞的可能原因有：

一、瘻管經常性穿刺

二、血液中的發炎物質含量高

三、糖尿病（佔腎友1/3）

四、高血壓等其他心血管疾病

由於洗腎經常需要在瘻管處上針，一小段血管一年少說要扎

上200多針，瘻管的內皮三天兩頭就會因針扎而受傷，使用久了管壁會出現多個狹窄點，血流量會慢下來，最後會形成栓塞而失效，終結了洗腎瘻管的壽命，所以瘻管經常性穿刺是造成阻塞的重要影響因素之一。

　　瘻管阻塞是過去醫療界所無法克服的問題，以往經常會使用熱敷來進行預防，但成效有限且有感染及燙傷的疑慮。而遠紅外線照射療法卻突破了洗腎瘻管狹窄化這項醫學瓶頸，給患者一個全新的選擇。

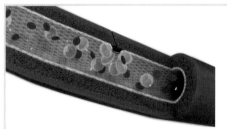 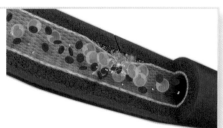

瘻管會因受到反覆穿刺造成血栓而阻塞

瘻管會因長期內皮發炎狹窄化而阻塞

遠紅外線照射與熱敷比較表

遠紅外線照射	熱敷
1.透過輻射方式傳遞熱，熱量能傳達到深層組織，效果明顯 2.溫度穩定、持久 3.使用方便	1.透過傳導方式傳遞熱，效果有限 2.溫度不穩定且無法持久，若不注意可能造成燙傷及感染 3.使用不方便

使用熱敷來預防瘻管阻塞，效果有限且有感染及燙傷之疑慮

2-2 照射遠紅外線可延長洗腎瘻管壽命

瘻管術後一個月是瘻管養成的黃金期

遠紅外線照射這種嶄新療法，在醫療上最早被接受與推廣的，便是對洗腎腎友的瘻管照顧。直至今日，國內超過九成的各大洗腎中心及院所，都使用遠紅外線治療儀來作為瘻管的常規照護，在洗腎瘻管的保健上也有相當具體的成效。

彰化秀傳醫院心血管外科主治醫師江日崇從事血液透析血管通路手術二十八年，十五年前開始接觸遠紅外線照射療法並應用於瘻管手術與瘻管養成。由其臨床經驗中得知，一旦決定要進行血液透析並建立瘻管時，就可以照射遠紅外線，以擴張血管幫助手術進行。而術後第二天繼續照射遠紅外線，傷口可以更快癒合，加速瘻管擴張、預防動靜脈狹窄和硬化。

瘻管手術後一個月內是遠紅外線治療的黃金時期，及早開始使用、持續使用、每日最少一次，可以大幅降低半年內再手術的機率。雖然靜脈壓的改善較易受到病人洗腎年數及血管狀況而異，但就血流量而言，狀況正常或狀況較良好的病人，以1~2次，每次20~40分鐘的照射，即可由聽診器聽出血流增加的情形。

台北榮民總醫院腎臟科主治醫師林志慶，專長於腎臟學。他以科學方法，說明遠紅外線照射療法對洗腎瘻管的正面影響，不僅獲行政院退輔會頒發『2007醫療技術創新獎』，其論文連獲得國際醫學期刊認可，2007年刊登於美國知名醫學期刊JASN。2009

年他獲得榮總五十週年創新性醫療技術與服務重大成就獎。2011年底受邀於美國腎臟醫學會（ASN）上發表關於瘻管養成的口頭報告。其臨床實驗證實，於自體瘻管養成期間照射遠紅外線，可改善血管內皮功能，並可有效增加瘻管血流量。

透析血管通路聯合研究組織（DAC）於2008年發表的研究則指出：瘻管未順利養成，使血流量不足，應是造成瘻管栓塞的原因之一（Dember et al., JAMA, 2008）。而瘻管手術後一個月內，正是瘻管養成的黃金期。因此若能好好掌握這段黃金期，除了可以提高瘻管養成的成功率之外，更可減少日後透析時的瘻管併發症。

醫學臨床研究顯示照射低能量遠紅外線有如下效果：

一、瘻管手術後就開始照射，可縮短1/3的瘻管養成時間。

二、瘻管手術後評估血管狀況不佳者，術後一個月內照射低能量遠紅外線，可增加95%的成功率。

三、可減少日後瘻管併發症的機率，如靜脈壓過高、血管纖維化、感染、疼痛、血腫、靜脈炎等不適。

四、持續照射一年，可使瘻管血流量增加1.7倍。瘻管失效的比例減少58.5%。

除了持續照射低能量遠紅外線，還要記得勤做握球運動，幫助瘻管擴張。平時要注意針孔加壓止血時勿過於用力，針孔未癒合時避免接觸式熱敷以預防感染。並記得保持瘻管側手臂清潔，避免碰撞或壓迫。勿提重物，減少冷熱刺激，戒菸以免尼古丁使

血管彈性變差。

每天持續照射，效果更加明顯

很多常年來受瘻管暗沉、血流量不足之苦的腎友，洗腎時身體姿勢只要稍微動一下，洗腎機便叫個不停，只好暫停洗腎，那種洗洗停停的滋味著實不好受。

遠紅外線照射療法對平常洗腎時上針不易或瘻管血流量不足的腎友而言是很大的幫助，因為瘻管部位的血流量增加、瘻管浮起可利於扎針，並能很快改善扎針處的腫痛、瘀青。腎友終於可以卸下害怕上針的負擔。同時，血流速度增強也可以加強透析清除率，提升洗腎的品質。

目前各大洗腎室大多都有遠紅外線治療儀供正在進行血液透析的腎友照射，即使如此，一周照射的次數至多三次。由於遠紅外照射療法並沒有使用次數限制，如果能居家使用，每天照射至少一次，對瘻管會有更大的幫助。

QUESTION

Q：人工瘻管（AVG）也需要使用遠紅外線嗎？

A：會使用人工瘻管的患者，多半是本身血管的狀況較不理想，醫師才會建議使用人工瘻管。

使用人工血管的洗腎患者，通常兩年不到會因阻塞而必須重新接受手術。照射遠紅外線可使人工瘻管使用的時間正常化，甚至加強局部循環，從而增加使用自體瘻管的機會。同時，照射遠紅外線可幫助人工瘻管與自體血管的接合，增加人工瘻管內的血流量，減少血栓形成或細菌感染的機會。

遠紅外線照射療法是照顧瘻管及日常保健的好伙伴，腎友若能配合醫師的治療，並每天持續使用遠紅外線照射瘻管部位及手部，可讓瘻管維持彈性、使瘻管順暢不易堵塞，延長瘻管壽命，降低腎友因瘻管阻塞而須反覆動手術的次數，讓腎友不再提心吊膽。

遠紅外線不是愈熱愈好

　　遠紅外線的能量很溫和，是保持肢體溫暖、促進血液循環、調節體溫，使身體容易散熱的好方法。但有不少人誤以為熱才有

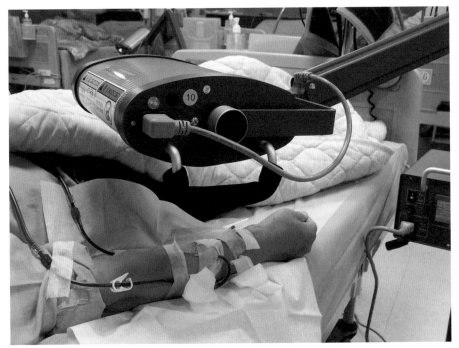

照射遠紅外線之後，瘻管部位的血流量增加，瘻管浮起可利於扎針。

效果，事實上這種錯誤觀念會讓人錯用高溫的熱療儀器，而造成不必要的熱傷害，嚴重者甚至因灼傷而導致截肢。像併有糖尿病或下肢循環障礙之腎臟病患者，或對溫度感覺較不敏感之長者，就更需要注意選擇。若誤用了有高溫紅光、高溫熱風，或是近紅外線含量過高之產品來照護瘻管，不但遠紅外線的效能會受到高熱的影響而降低，還要擔心可能會有對瘻管功能不利的熱傷害風險。

遠紅外線照療法在本質上屬於低能量療法，非熱效應是它的最大特色，絕對不是愈熱愈好，更不是功率愈大愈有效，此點已有醫學研究證實。目前臨床上可觀察到，長期照射遠紅外對瘻管暢通率提升，透析血流量增加等作用，皆是遠紅外線非熱效應的表現。

另外，許多腎友有怕熱的傾向，這可能是主觀認知、缺水分、血管硬化、汗腺退化等原因，而造成體溫調節失衡，無法排熱。此時用遠紅外線照射確實能改善症狀，而這絕非傳統熱療可以解釋的。

POINT 照射遠紅外線，對腎友有如下助益：
1. 改善洗腎後身體虛弱疲倦、虛寒
2. 減輕疼痛及手腳發麻的情況
3. 促進排汗，減輕身體負擔
4. 調節自律神經
5. 改善末梢血液循環

江日崇 醫師

彰化秀傳醫院遠紅外線中心主任
彰化秀傳醫院心血管外科主治醫師

　　遠紅外線的非熱效應，對一些在洗腎後會出現自律神經失調、身體內虛外燥、皮膚乾癢無法排汗等情況的腎友有明顯幫助。

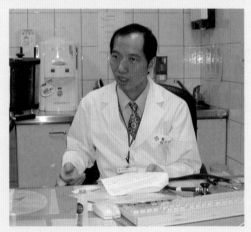

　　患者在照射時會感覺照射部位皮膚變得溫暖舒適，並且有調節自律神經的功效，尤其是照射手掌及腳掌能改善末梢循環，加速整體的血液循環。

2-3 提高洗腎瘻管暢通率

臨床實證發表於美國腎臟醫學會期刊

　　台北榮民總醫院腎臟科林志慶醫師，長期致力於腎臟醫學之研究。他就「遠紅外線照射療法」對洗腎瘻管的效果進行人體臨床試驗。其研究結果證實，照射遠紅外線能明顯提高洗腎病人的瘻管暢通率，並有效增加瘻管的血流量。

　　2007年初，這份研究刊登在國際醫療界相當有公信力的美國腎臟醫學會期刊（Journal of the American Society of Nephrology）上，表示遠紅外線療法對瘻管的療效已受到國際醫學界肯定，也讓遠紅外線療法對洗腎瘻管的保健有了實證基礎。同年，日本札幌北醫院院長、日本透析理事大平整爾博士，於Nature Clinical Practice Nephrology期刊發表評論文章《照射遠紅外線可以改善血液透析患者的血流量和動靜脈瘻管通暢》，正面地評價了林志慶醫師的論文。

　　日本洗腎人口為全球第一，透析醫學水準也在世界先列，2009年林志慶醫師受日本血液透析界重要醫學期刊《臨牀透析》（Japanese Journal of Clinical Dialysis）之邀，以血液透析之血管通路為主題，撰寫了一篇文章《Function of vascular access in hemodialysis patients: the role of medical factors and far infrared therapy》，文中討論了遠紅外線療法這種非侵入性且方便的治療方式，可有效改善瘻管的發炎程度和通暢率。

2011年底，林志慶醫師於美國臟腎醫學會（ASN）上發表關於瘻管養成的口頭報告。其台北榮總的臨床實驗證實，於自體瘻管養成期間照射遠紅外線，可改善血管內皮功能，並有效增加瘻管血流量。

預防洗腎瘻管栓塞

利用遠紅外線照射洗腎瘻管，可有效防止瘻管硬化、延長瘻管壽命，促進局部血液循環、改善瘻管血流量，達到預防洗腎瘻管形成栓塞，降低腎友因瘻管阻塞而需重作瘻管手術的次數，讓經常提心吊膽的腎友擁有較穩定的生活品質，並緩解洗腎過程造成的身體不適。

當然，許多疾病或環境因素會間接影響血管的壽命。遠紅外線的照射能改善及預防瘻管常發生的問題，延長其壽命，至於程度則是因人而異。如果是已經結疤或鈣化的血管、靜脈內膜細胞容易增生及凝血機轉亢進者，不論是採用何種治療方法（包括遠紅外線療法），仍有可能需要再開刀。

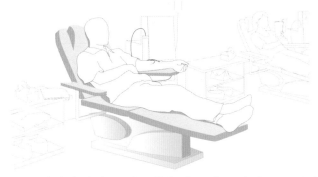

經人體臨床試驗證明，長期使用遠紅外線可延長瘻管壽命、改善瘻管血流量不足、促進血液循環。

遠紅外線照射瘻管引起的正面功用

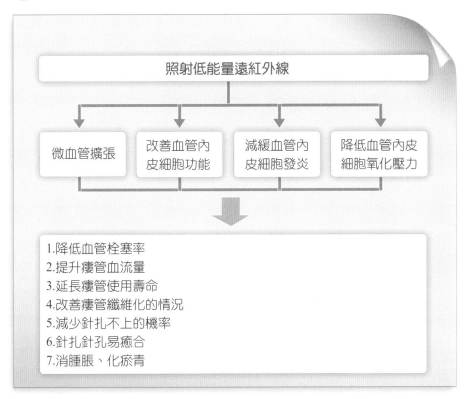

照射低能量遠紅外線

微血管擴張　　改善血管內皮細胞功能　　減緩血管內皮細胞發炎　　降低血管內皮細胞氧化壓力

1.降低血管栓塞率
2.提升瘻管血流量
3.延長瘻管使用壽命
4.改善瘻管纖維化的情況
5.減少針扎不上的機率
6.針扎針孔易癒合
7.消腫脹、化瘀青

台灣經驗走向國際醫療界

　　經過十餘年的推廣，全台灣90%以上的洗腎室或透析中心，已常規使用遠紅外線治療儀來照護腎友洗腎瘻管，相關醫學研究報告也陸續在國際知名醫學期刊發表。

　　再加上自2006年起，遠紅外線治療儀製造廠商在美國腎臟醫學會年會、歐洲腎臟醫學會年會，每年皆會設置展示攤位持續曝光，這項由台灣首創的嶄新治療方法，逐漸受到其他國家的血液

透析醫療界的注目。

2008年起，韓國首爾市的兩家洗腎中心開始採用遠紅外線療法。迄2011年，已有超過50家洗腎醫療機構陸續引入，其中包括數所大學附設醫院的洗腎室。這對一向不喜歡使用台灣產品的韓國人來說，是一項頗具意義的紀錄。

2011年6月台灣遠紅外線治療儀製造廠商應英國經銷商邀請，至英國中部的伯明罕市參加英國腎臟醫學會（BRS）與英國腎臟協會（RA）所合辦的年會。與會人士包括腎臟科醫師以及護理人員約1600人。英國約有22,000人接受血液透析，相關的醫療院所裡並設置有「血管通路護理師」一職，專責腎友血管通路的相關教育及護理，足見英國腎臟醫學界對於血管通路十分重視。

遠紅外線治療儀於2008年首次進入英國，目前已有20餘間血液透析中心採用，醫護人員已累積不少使用心得，在2011年英國的年會中，即有兩篇與遠紅外線照射療法有關學術海報發表。海報中指出，遠紅外線照射療法可以減輕腎友扎針時的疼痛以及常瘀青的瘻管，另外對於新腎友的血流量也有改善效果。

瑞典的舍夫德醫院（Skovde Hospital）腎臟科主任Dr. Henrik Hadimeri

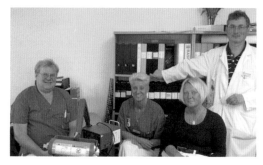

瑞典舍夫德醫院（Skovde Hospital）腎臟科血液透析團隊於2011年開始應用遠紅外線治療儀

Far Infrared Therapy – a novel treatment for AV Fistula Maturation and Maintenance?

City Hospitals Sunderland **NHS**
NHS Foundation Trust

Moore I, Adam J, Murray J, Sweeney D, Fenwick S, Mansy H, Ahmed S
Renal Department, City Hospitals Sunderland, Kayll Road, Sunderland, Tyne and Wear, SR4 7TP.

Far Infrared (FIR) therapy

Since December 2008, we have been using FIR therapy in the Sunderland renal units.

We have demonstrated FIR therapy to help improve arterio-venous fistula (AVF) prevalence, maturation and patency, as well as blood flow rates, pain on needling and haematoma size post-needle tissue in our haemodialysis (HD) and Low Clearance clinic population.

FIR therapy is a non-invasive treatment of 40 minutes duration. It induces expression of endothelial Heme Oxygenase-1, reducing monocyte adhesions in endothelium cells and impeding inflammatory responses. The theory is that this reduces further endothelial injury and dysfunction[1].

Introduction

Optimum management of vascular access is vital for the survival of our regular HD patients. Having a functioning AVF placed in a timely manner before HD commencement is associated with reduction in morbidity, mortality and length of stay in hospital[2,3].

As compared to a HD catheter, a well-functioning AVF is associated with reduced health care associated infection, especially MRSA bacteraemia[3]. HD adequacy is improved with an AVF and this in turn improves quality of life and reduces vascular complications.

Individuals approaching established renal failure (ERF) requiring an AVF are predominantly patients with poor calibre blood vessels due to diabetes (DM) or repeated venepuncture.

Tariff and efficiency

UK renal units and renal commissioners are now focused on achieving >85% incident and prevalent permanent vascular access rates. The tariff renal units receive for HD has been revised and is now inextricably linked to the type of vascular access used.

This provides further economic incentive to improve AVF rates in incident and prevalent HD patients.

Our experience

In one 5 month period, from July to December 2010, 88 patients benefited from the use of the FIR therapy, (as shown, right). 257 individual sessions were completed (median FIR sessions 2, range 1-5).

14/17 patients had improvement of pain score on needling of AVF. 23/34 needle-site haematomas resolved quicker and had improved pain scores compared with those not treated with FIR therapy.

15/20 AVFs matured with demonstrably better blood flow rates on Doppler in patients with previous AVF maturation failure.

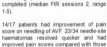

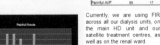

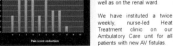

Currently, we are using FIR across all our dialysis units, on the main HD unit and our satellite treatment centres, as well as on the renal ward.

We have instituted a twice weekly, nurse-led Heat Treatment clinic on our Ambulatory Care unit for all patients with new AV fistulas.

One patient's journey

Mr A, a 65 yr old M at CKD clinic for many years, transferred to Low Clearance Clinic in 03/2010 with eGFR 15 ml/min.

Past medical history

Type 2 DM, HTN, IHD, CABG, diabetic nephropathy and uropathy, COPD, previous hemicolectomy for colorectal CA. Moderate anaesthetic risk, procedures need done under LA.

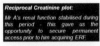

Reciprocal Creatinine plot:
Mr A's renal function stabilised during this period - this gave us the opportunity to secure permanent access prior to him acquiring ERF.

Mr A had multiple access procedures, as evidenced by the picture, above.

Access procedures detailed below:

L radiocephalic AVF 06/09
L brachiocephalic AVF 04/10
R radiocephalic AVF 07/10
R brachiocephalic AVF 11/10
R cephalic vein angioplasty 02/11
R brachiobasilic transposition 3/11

The picture, left, shows Mr A using the portable FIR machine, with remote control.

Due to previous abdominal surgery, Mr A was not a candidate for Peritoneal Dialysis. After 6 access procedures, his 6th AV fistula formation has been successful. This pattern is in keeping with a severe diabetic-type vasculature.

He was receiving 40 minute FIR therapy sessions in the Ambulatory Care 3 times weekly. He was using FIR therapy so often that we decided to source a portable machine which he could use at home.

After he was given FIR therapy for 3 months, flow in his AVF improved from 0.8L/min after formation to 1.6L/min on repeat scanning by Doppler US. Of course, had his renal function deteriorated more quickly than expected, we would not have had this opportunity to optimise his vascular access pre-HD commencement.

We hope we will be able to completely avoid HD catheter access when he commences RRT.

Conclusions

We have found FIR therapy to be of use in the maturation of AVFs, particularly in patients with challenging access, as well as in the treatment of problems such as haematoma formation and those experiencing AVF pain during HD

Recommendations

Further research is clearly needed, including qualitative analysis in a bigger population, but we believe FIR therapy offers our patients improved access function and thus decreased access-related morbidity and mortality.

References

1.Far-Infrared Therapy: A Novel Treatment to Improve Access Blood Flow and Patency of AV Fistula in HD Patients. Lin et al. JASN 2007;18 985-992

2.Vascular access and increased risk of death among hemodialysis patients. Pastan S. Kidney Int 62 620–626,2002

3.Fistula First Initiative: Advantages and Pitfalls. Lok C. cJASN 2007 (2) 5, 1043-1053

英國腎臟醫學會（BRS）與英國腎臟協會（RA）所合辦的年會上，由英國之醫療院所City Hospital Sunderland所發表的遠紅外線相關海報

在出席2010美國腎臟醫學會時接觸到遠紅外線療法，在深入了解其機轉後，隔年即自台灣採購遠紅外線治療儀用於瘻管照顧。由於使用效果良好，已決定再增購數台，並將向瑞典腎臟醫學界提出他們的臨床經驗報告。

　　北歐的醫療照護水準名列全球前茅，對病人的生活品質（Patients Quality of Life）尤為重視，而洗腎瘻管的問題影響腎友的生活品質甚鉅，遠紅外線治療儀在北歐受到青睞，充分說明了遠紅外線照射療法對腎友的重要。

　　另外，由於遠紅外線治療儀操作容易、無耗材且安全性高，因此也適合在醫療資源匱乏地區使用。遠在南太平洋的諾魯共和國唯一之醫院的洗腎室護理長，來台灣接受醫療訓練時，看到各大醫院洗腎室病人都在洗腎時使用遠紅外線治療儀，回國後向其院長建議採購，經由國合會（台灣國際合作發展基金會）的協助，幸運獲得廠商捐贈。

　　從醫療資源豐富的北歐瑞典，到缺醫少藥的南太平洋諾魯，遠紅外線都是腎友的良伴！

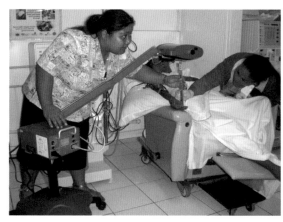

南太平洋島國諾魯（NAURU）國家醫院於2008年開始使用遠紅外線照射療法。

2-4 遠紅外線使用建議和功用

洗腎患者使用遠紅外線療法的建議

使用時機：

可在醫師指示下開始使用；可消腫、促進傷口癒合，提高瘻管手術的成功率。或按照個人習慣，在洗腎前、洗腎過程中或洗腎後使用。

使用方式：

一天使用1~3次，每次照射40分鐘，可照射「手掌」或「瘻管」部位或搭配全身穴位，照射部位與治療儀請距離至少20公分。

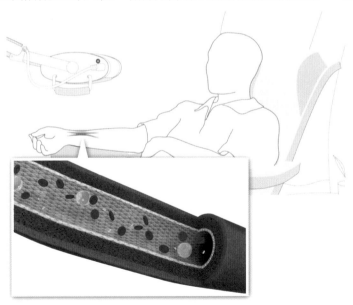

照射遠紅外線提高了洗腎病人瘻管的暢通率，
並有效增加瘻管的血流量。

使用禁忌：

　　若凝血機轉有問題、有栓塞跡象或瘻管已鈣化，請經醫師評估後再使用。

遠紅外線療法對洗腎瘻管的效用：

提高瘻管養成的成功率

　　瘻管手術後一個月內，是瘻管養成的黃金期。照射遠紅外線可縮短瘻管養成時間、提升瘻管養成的成功率，增加瘻管血流量，減少瘻管併發症的機率及瘻管失效的比例。

延長瘻管壽命：

　　經人體臨床試驗證明長期使用遠紅外線療法可延長瘻管壽命、改善靜脈壓過高及瘻管血流量不足、促進血液循環、預防栓塞形成、減少手術次數。

改善瘻管纖維化：

　　遠紅外線療法可迅速減輕瘀青、血腫以及穿刺所引起的疼痛，也可改善瘻管纖維化的情形，並減少針扎不上的機率。照射後可促進排汗，減輕身體負擔。

緩解洗腎後不適：

　　照射手掌部位，可藉由末稍自律神經的傳導，改善洗腎後身體虛弱疲倦、虛寒、手腳發麻的情況，達到活血通氣之保健效果，緩解長期洗腎者的不適。因操作簡單、安全，方便學習，可幫助洗腎者自我照顧。

2-5 洗腎病友治療個案

▌手臂嚴重腫脹得到改善

病友：章小姐口述

病歷：新做瘻管腎友

症狀：瘻管腫痛

就醫：台北新○醫院洗腎室

我在去年7月動了瘻管手術，術後手臂一直腫腫的，因為護士曾說過術後手臂腫脹為正常現象，所以我眼看著手腫到後來呈麵龜感，緊繃到皮膚變得紅紅亮亮連手腕上的骨頭都看不到，即使按摩、熱敷也不見改善，但我一直認為這是無可奈何的事情。

當時我在和平醫院看診，醫院有提供遠紅外線治療儀給患者自由使用，由於醫師告訴過我遠紅外線對我的瘻管有益處，所以我曾經最早在早上六點四十分到醫院，想著要試用一下機器，但沒想到有些早起的阿公阿媽早在五六點就開始在使用了，我一直沒有排到過。

神奇的消腫效果

兩個月後，我的瘻管養好可以上針了，但每次洗腎後手都變得更腫。有一天我看到護士將遠紅外線治療儀推給隔兩床的病友使用，讓他在上針時照機器。我詢問後才知道原來在上針前及上針中使用遠紅外線治療儀，可以便於上針、提升血流量及改善手麻的問題。於是我第二天讓兒子陪我到醫院，趁著兩班之間的空

檔，把機器推來幫我照瘻管。那天洗完後我意外的發現我的手竟然完全沒有腫！這是我第一次洗腎後手沒有發腫，我十分震驚，忍不住一再跟護士說：「好神奇，我的手竟然消腫了！」

之後我都請兒子陪我去就診，好把機器推來給我用。雖然兒子一早就要跟我一起去醫院很辛苦，但他都會盡量陪我。開始照射遠紅外線之後，洗腎時就不再出現跳針的現象，也不會腫了。但若兒子有事無法陪我去醫院推機器給我照時，腫脹及跳針的問題就會經常再現。所以我確定遠紅外線對我確實很有效，並在去年12月底購置機器於家中使用。

現在我每天都會照射遠紅外線治療儀，平時會照射瘻管，洗腎後當日不便照射瘻管時，就會照射臉、頭及右手的骨刺，手部原本因骨刺而感到的不適也有所改善了。

全家大小都得益

我妹妹與我家住得很近，她兒子在宜蘭的大學讀書，打籃球時不慎扭到腳。我兒子看他路一跛一跛，就忍不住告訴他，我們家有很神奇的機器可以消腫。姪子到我家之後邊看電視邊照機器。隔天我們一起出門去看展覽時他已經行動自如，並高興的說：「這個機器真的很神奇，我照完後回去洗個澡然後睡覺，第二天就真的不痛了。」

在銀行上班的妹妹來我家照肩頸痠痛和頭部，回去後開始打呵欠。她實在忍不住驚訝，因為她長期有失眠的問題，其實很久沒有感受到想睡的感覺了。

　　而我自己過年時因為寒流來襲，而出現不適的症狀，吞口水時喉嚨都會痛。因為自己是腎友抵抗力不好，十分害怕感冒及感冒造成的副作用。我在睡前開了機器照射脖子，沒想到早上起來喉嚨就不痛了。後來又有一次同樣出現感冒初期症狀，我也是照了機器後就好了。

　　我聽專業人員介紹，其實用遠紅外線治療儀照腳底對健康很有幫助。由於我的床頭尾有護欄，要照腳底並不容易，現在正考慮換一張床，這樣要照射遠紅外線就更方便了。

夫妻檔洗腎同獲改善

病友：邱先生／邱太太

病歷：腎友，洗腎兩年

症狀：血管太細

就醫：桃園桃〇診所

　　我是一位中藥行老闆，今年55歲，已經有兩年的洗腎歷史。最近這一年時常發生失眠的情況，雖然我在每星期兩天的洗腎日還可以入睡，但在非洗腎日卻常常無法正常入眠。儘管我白天會到虎頭山公園爬山甚至游泳，來達到運動及排汗的效果，不過一到晚上卻仍常常睜眼到天明。

　　為了改善失眠的現象，我每天都必須服用鎮靜劑，雖然我害怕長期使用會有成癮的後遺症，不過每每一想到非洗腎日失眠的痛苦，心中就有些感慨，也不知該如何是好。

妻：血管太細獲改善

　　我太太也是一位洗腎患者，兩年多來她因為血管太細，而一直固定到醫院接受遠紅外線治療，情況的確漸漸改善。為了節省來回醫院的時間，我們夫妻兩人便購買了一台遠紅外線機器回家使用，自己進行保養。

　　之前，她常因血管問題，而必須做氣球擴張術，但在採用遠紅外線療法保養後有了很大改善，後來因為血液流速夠強，每天一次的照射改為兩天照射一次。現在，她比較不必擔心什麼時候又要去開刀了。

夫：免受手術之苦

　　而我也在透析不順時，會自己在家中使用遠紅外線治療儀照射瘺管，所以洗腎兩年來尚未接受過手術或氣球擴張術，這真是我最自豪的地方了。

　　我的舅母現年74歲，她也是洗腎患者，同樣有血管黯沉的問題。她去年接受過氣球擴張術，術後我即建議她到我家中使用遠紅外線治療儀，經過多次照射，現在她的瘺管狀況仍十分良好，透析時也比較順暢。

　　由於家中經濟環境許可，我們也提供機器邀請腎友到家中來使用，畢竟瘺管是血液透析病人的重要命脈，希望能藉此幫助有血管問題的腎友增加信心。

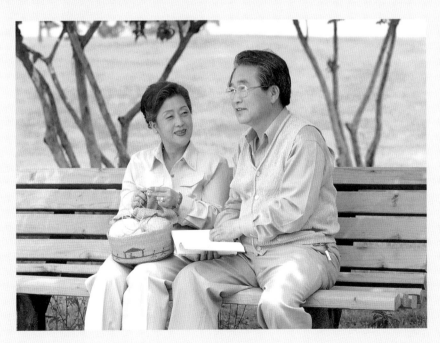

血管暢通無阻礙

病友：吳先生（由太太口述病歷）

病歷：糖尿病，腎友，洗腎兩年

症狀：血壓一直偏高，透析不順利，瘻管堵塞

就醫：新竹湖口○慈醫院

我先生罹患糖尿病多年，兩年前開始洗腎，這兩年中他的血壓一直偏高，經常在190-200mmHg之間。由於血管不好，透析不但不順利（流量只有160-180cc/min之間），瘻管也因堵塞不能用，重新開過兩次刀。

幫助瘻管快速擴張

因為兩次開瘻管的關係，我們認識了一位專業醫師，在他的門診中，每天都有不少開瘻管或洗腎的病人，排隊等待使用一部機器治療血管。我先生開刀後，醫生也叫他去照射，那時我才知道這部機器叫「遠紅外線治療儀」。

醫生說明剛開完刀就馬上治療，對傷口的止痛及復原效果很快速，且可幫助瘻管快速擴張。

抵抗力增強不怕冷

剛開始使用時，我先生說沒有多大感覺，只是護士有反應說瘻管較軟。我相信醫師的專業，就鼓勵我先生繼續用不要放棄。經過四個月後，連我也看出他明顯的改善，例如：剛透析完血壓150-160 mmHg左右，照完機器後變成120-130 mmHg，血流量也從160-180 cc/min之間變成260cc/min，身體的抵抗力比從前好很

多，也沒有從前那麼怕冷。

　　讓我最高興的是照顧我先生要比以前輕鬆許多，再也不必怕血管隨時塞住，也不必擔心用熱敷方式會燙傷皮膚或感染了。

　　現在，不但我先生使用這部機器，因為我必須保養好自己才能更全心全力的照顧先生，我也會利用時間照照自己的肩頸、手腳，改善血液循環。

　　我和先生原本很擔心瘻管要開第三次刀，現在已經不憂慮這個問題了。當我陪先生再去洗腎時，看到那些和我先生過去一樣的患者，都禁不住以我們的切身經驗和病友分享，希望他們能從我們的經驗中得到幫助，以降低經常開瘻管的痛苦。

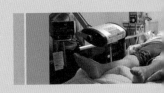

第**3**章 傷口癒合處理

Chapter03

3-1 如何療癒困難傷口？

困難傷口形成之原因

皮膚是身體的第一道防線，傷口一開始也許只是個小問題，但對一些缺乏營養、血液循環差、年紀大、長期臥床、有糖尿病的人而言，其皮膚組織復原能力差。當傷口久久無法癒合，更增加了被感染的機率；假若傷口繼續變大變深，就變成不易處理的困難傷口或是慢性傷口。

困難傷口的形成原因有很多，像是糖尿病患者在不知不覺中出現傷口，卻遲遲無法癒合，或者是長期臥床的病人，照顧上沒有常翻身，一不小心就容易出現壓瘡；植皮手術後也需促進傷口癒合；清創手術後的傷口，在壞死組織被清除後，傷口大且深，需悉心照顧。

遠紅外線安全照護傷口

同樣名為『遠紅外線』的器材，由於波長分布不同，遠紅外線所佔比例也有相當大的落差。若近紅外線的比例越高，遠紅外線的比例則越低，這將會抵消遠紅外線的效

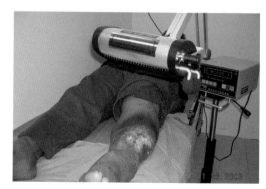

遠紅外線照射傷口部位可增加發炎期生長因子的分泌，直接刺激增生期與整合期的膠原蛋白堆積，可加速傷口的癒合

果，並大幅提高熱傷害風險。因此使用時必需確認為純度高的遠紅外線，較無醫療傷害顧慮。

糖尿病足的保健

糖尿病足的形成與患者本身逐漸進展的周邊神經病變及血管病變合併症有關，其症狀包括足部的感覺異常、皮膚顏色溫度改變、足部的傷口癒合不易、走路或休息時出現腿部痠痛的情況、足背的脈搏微弱或摸不到、腳踝經常水腫、足部的皮膚龜裂、雞眼或繭的部位周圍紅腫等。

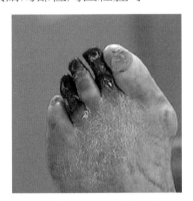

糖尿病患的足部保養不當，會有組織壞死的現象。

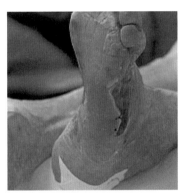

糖尿病患的足部傷口癒合困難，容易發生潰瘍。

因為糖尿病足末梢神經感覺不敏感，即使被燙到或形成傷口並沒有明顯感覺，有時因為下肢的血液無法回流，腳部明明看起來是腫脹的，但病人卻只覺得腳是冰冷的，這是末梢循環不好所造成的。很多人一開始對這些症狀並不在意，久而久之當足部出現傷口無法癒合時，就容易發生潰瘍，若合併感染情況，一不小

心就變成蜂窩性組織炎。

照射遠紅外線能擴張及軟化血管，降低血黏度，增加紅血球的變形能力，有效地改善血液循環，尤其是微循環，從而提高對組織的供血。

對糖尿病足的患者而言，遠紅外線療法可使足部組織不易壞死，傷口易於癒合，避免發生潰瘍，使糖尿病者擁有一雙健康的腳，讓生活更自在、更有自主性。

壓瘡隱憂消失

壓瘡常見於長期臥床的患者，由於極少活動，體質衰弱或極度消瘦、肥胖，加上骨頭突出部分表面的皮膚因臥床受壓，導致局部缺血壞死而產生。壓瘡常發生於骨骼突出的壓力點，病變局部可見紅腫、水泡、炎性浸潤、組織壞死、化膿，有時形成黑痂，甚至變成潰瘍。

用遠紅外線照射療法可改善局部血液及淋巴循環，促進局部的供血量，利於組織再生，並可促進滲液吸收，使壓瘡傷口即早癒合，是長期臥床者居家護理的好幫手。

傷口難癒者使用遠紅外線療法的建議

可選在換藥前後照射，並將敷料移開，治療儀與照射部位請距離30公分。一天使用2-3次，每次照射40分鐘，可採臥位或坐位方式，直接照射傷口或經常受到壓迫的皮膚。

3-2 遠紅外線療法協助傷口癒合

（本節由虞希堯醫師來稿提供）

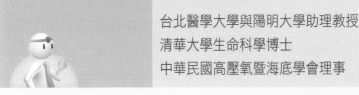

• 醫師觀點 •　**虞希堯** 醫師

台北醫學大學與陽明大學助理教授

清華大學生命科學博士

中華民國高壓氧暨海底學會理事

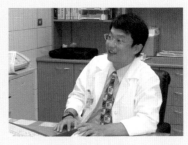

　　本人曾於2005年以大鼠進行動物實驗，以驗證遠紅外線治療促進皮膚的微循環，並探討其機制。遠紅外線照射距離大鼠腹部20公分，腹部皮膚表面溫度控制於攝氏38到39度之間。比較照射30分鐘、45分鐘與60分鐘各組，停止照射後，皮膚血流量上升的量。發現以45分鐘組的皮膚血流量上升最為顯著，而且可以維持一個鐘頭之久，這表示遠紅外線之於表皮微循環，存在一種非熱的生物效應。在進一步的分析中，又發現前述之血流量促進現象，可以被L-NAME所抑制。由於L-NAME是一氧化氮合成的抑制劑，推論遠紅外線經由一氧化氮路徑（NO pathway）來促進皮膚微循環。

除了保健用品以外，遠紅外線設備長期以來應用於復健熱療與保護洗腎瘻管，一般都將其作用歸因於溫熱效應。事實上，遠紅外線是紅外線中波長較長的一群（約5.6至1000微米），其能量很難穿透一張紙，大概只及於人體皮膚以下約0.1公分的深度，僅以溫熱效應一詞，並不足以解釋它的保健與醫療效果，所以遠紅外線到底還有哪些生物作用？適用於哪些疾症狀況？時常引起科學家們的注意。

　　北京大學醫學部生物物理系吳本玠教授，雖已退休但仍埋首於醫學實驗孜孜不倦，他的實驗團隊曾以系列的動物實驗模型，呈現遠紅外線照射後對紅血球膜電位、膜流動性與細胞變形能力的影響，此種「非熱效應」關係到全血黏度降低，有利於血液循環的改善。

刺激膠原蛋白堆積

　　在2003年一月出版的實驗生物醫學期刊中，刊載了一篇有趣的實驗報告，日本大阪關西醫科大學的豐川醫生，在110隻實驗動物背上分別作了1.5公分見方的傷口，分組觀察傷口癒合的情形，其中有遠紅外線照射的一組，傷口明顯癒合較快，顯微鏡檢發現不但傷口癒合必需的膠原蛋白累積也較多、產生乙型移形生長因子（TGF-β）的纖維母細胞浸潤也較豐富。

　　每一個傷口癒合以前，都會經過發炎期、增生期與整合期，這個連續發展的過程，決定了傷口是否順利癒合，遠紅外線照射不但增加發炎期的生長因子分泌，也直接刺激增生期與整合期的

3-3 傷口難癒治療個案

糖尿病傷口癒合快速

病友：萬華忠恕長青會會長陳天土夫人（由陳天土會長口述）

病歷：糖尿病病友

症狀：跌倒造成手肘破皮約50元硬幣大小的傷口

「忠恕長青會」的辦公室位於萬華南機場國宅，熱情、開朗的陳天土會長，這次利用遠紅外線治療儀，幫了自己夫人一個大忙。

糖尿病使傷口惡化

已經高齡75歲的陳會長，他的夫人有一次不小心跌倒，造成手肘破皮約50元硬幣大小的傷口，本來不以為意，只有使用藥物塗抹傷口，沒想到因為本身有糖尿病，傷口不僅沒有癒合，還繼續潰爛。

持續在外科治療但傷口一直不易癒合，後來經由醫生介紹，開始使用遠紅外線治療儀。經過照射2-3次之後，原本潰爛的傷口就開始癒合；總共照射兩週約十次，每次約40分鐘，傷口不但很快就癒合了，癒後情況也非常良好。陳會長因此對遠紅外線治療儀的效果印象深刻。

之後，陳會長的膝關節常常覺得疼痛，醫生診斷為骨膜發炎，醫生也建議陳會長使用遠紅外線治療儀。經過5-6次的照射，已經徹底改善陳會長膝蓋的疼痛。

經過兩次的經驗，陳會長無意中還發現自己鄰居的家裡，也有一台遠紅外線治療儀。他的鄰居因為長期洗腎的關係，常常找不到血管，經過照射遠紅外線治療儀，使得找不到血管的情形獲得改善。

居家照護的好幫手

這也讓陳會長更進一步的瞭解到遠紅外線治療儀用途很廣，不僅是作為治療使用，就連平常日子，也能作為居家照護使用，改善失眠、手腳冰冷、痠痛等症狀。

經過親眼見證及親身體會，一向熱心公益的陳會長，首先想到的是，要為忠恕長青會的會友們添購一台遠紅外線治療儀，讓會友多多作保健。陳會長說：「長青會友年紀都大了，每個人幾乎都有病痛，減除他們的困擾和痛苦，這是做好事！」

•美容整型• 遠紅外線在美容整形的用途

　　用遠紅外線治療儀保養皮膚，最大的特點是對各種類型的膚質都可適用、使用方法簡單，更由於其獨特的生物物理效應可有效促進血液循環、加速新陳代謝，直接從提高細胞活化的根本做起。因為遠紅外線具提高免疫能力的功效，因此有許多經驗豐富的美容師，會在替客人美容護膚時充分運用，避免美容後的傷口受到感染，也讓隱藏在美容師心中的困擾迎刃而解，以提供更完美的高品質專業服務。

整形醫學用途

　　※顏面拉皮手術後腫脹消除

　　※快速化解眼袋及抽脂手術後的瘀青

　　※促進整形手術後的傷口癒合

美容護膚用途

　　※深層清潔：透過排汗，可徹底排除包括化妝品殘餘
　　　物等毒素。

　　※活化細胞：深層按摩，增強皮膚透氣性，可消除色
　　　素沉澱（淡斑美白）。

※促進吸收：使保養品充分導入皮膚，吸收更完全。

※防止痤瘡（俗稱青春痘）感染發炎：遠紅外線有提
　高免疫功能，促進組織再生能力，防止傷口感染發
　炎，增進癒合，可用於粉刺清除後消除紅腫。

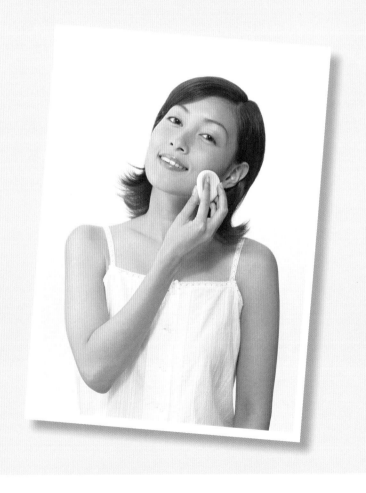

第④章 下肢循環障礙

Chapter04

4-1 協助治療下肢循環障礙的新方法

何謂下肢循環障礙

　　周邊動脈阻塞可能發生在全身的周邊動脈，若發生在上肢或軀幹，較不容易察覺或形成症狀。若發生於下肢，造成下肢血管阻塞缺血，即是所謂的下肢循環障礙。糖尿病患、洗腎患者、吸菸者、膽固醇過高者都是下肢循環障礙的高危險群，近年來受到關注的糖尿病足，也屬於此類疾病。

　　足部如同人類的第二個心臟，負責把肢體末梢的血液輸送回心臟。人的血液一旦無法送達足部，會引發末梢循環缺血，就如同高速公路塞車回堵一般，造成許多血管的併發症。

　　足部缺血患者經常會抱怨下肢冰冷、蒼白、發紺、腫脹，雙腳走不到10分鐘就疼痛的需要休息，但即便躺在床上也無法緩解麻木與疼痛感。

　　而只要腳上出現小小的傷口，不但難癒合，到最後還會因血管不通，營養無法供應到末梢，傷口出現潰瘍、壞死，組織變黑，即使一天換多次藥，傷口也不會好，嚴重時甚至痛到無法入睡，需要靠藥物止痛。假若腳趾頭因缺血而壞死，還須面臨傷口清創甚至截肢的命運。

下肢循環障礙的一般治療法

　　目前常見的治療手段，多是採手術方式將阻塞的血管疏通，

或者接上新的血管，這種手術方式一般稱為足背血管繞道手術。目的是期望足部能獲得足夠血液，改善下肢缺血情況。

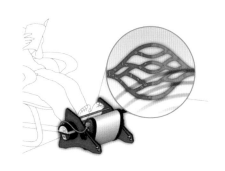

然而這類手術有其侷限性，足背血管繞道手術是否成功，端看患者血管堵塞的部位和血管的狀況。

一般而言，越靠近末梢的血

末梢血管越細，進行血管重建的機會就愈小。遠紅外線可突破手術極限，幫助病人恢復末梢血液循環，提高血管繞道手術成功率。

管越細，進行血管重建的機會就越小，像是缺血的腳趾血管就無法手術。而且一旦手術後血液循環仍然不好，患者很可能就需要截趾。術後的照顧也相當不易，要住院好幾個月，這使得患者考慮再三，難以決定是否要動足背血管繞道手術，因為手術如同賭博一般有風險，其內心的焦慮可想而知。

運用遠紅外線　突破手術極限

國內多家醫院已將「低能量遠紅外線照射療法」用於足部血管手術的術後照顧，當患者從開刀房轉到加護病房後，即開始用遠紅外線照射足部，促進被重建的血管保持良好的血液循環，提高手術成功率。

李綜合醫院大甲院區副院長張耀中醫師，從2000年在彰化基督教醫院服務時開始接觸遠紅外線，經過幾年的評估後，2003年底於萬芳醫院任職血管外科主任時開始用「遠紅外線照射療法」

幫助病人恢復末梢血循。

　　張醫師提到，以往即使血管被接通了，但若整個足部的顏色還是很暗沉時，就可預測其癒後效果是不佳的；而使用遠紅外線照射後，一些繞道的血管居然就這麼撐過去了，血液循環逐漸改善，膚色恢復正常，足背血管的脈搏也明顯增強，相對提高血管繞道手術的成功率，同時也有助於術後傷口的復原。

　　當患者及醫師看到遠紅外線照射後的腿部傷口很快消腫，足部也不再暗沉，傷口部位出現新生的粉紅色組織，才如同吃了定心丸一般，卸下擔心被截肢的焦慮。

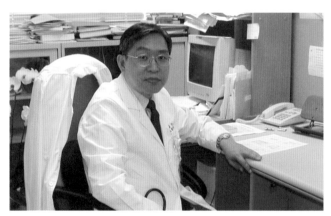

李綜合醫院大甲院區副院長張耀中醫師，早在2000年已開始接觸遠紅外線。

・醫療經驗・ **陳端雄** 醫師

台灣血管外科醫學會專科指導醫師

（本文由陳瑞雄主任口述，本書作者整理）

術後照顧的常規療法

　　為什麼會考慮去使用遠紅外線？最初是因為在研討會上，有醫師提到使用遠紅外線治療的效果，並對遠紅外線提出正面的評價。於是我認為在我們的案例上，如果有合適的病患，我應該可以加上遠紅外線的療法。

　　差不多是三、四年前開始我就有機會試用這個機器，遠紅外線照射可以使紅血球流動的速度加快，對微血管血液的流動速度可以有加快的效果。在一般傳統的治療，或是在繞道手術後，肢端還是有缺血現象，或是有壞死的案例，我們就讓病患接受遠紅外線的治療，後來發現真的有幾個成功的案例，這對我們來講是一種很大的鼓舞，現在我們把遠紅外線列入例行治療計畫的一部分。

　　末梢血管疾病的治療當初是由預防醫學著手，有糖尿病的病人、高血壓的病人都要控制，生活習慣的改變、飲食控制，甚至藥物的治療，到後來還可以手術。目前繞道手術可以做到很末梢，只要血管夠粗，可以做到腳踝或足背。

有幾例的案例，我們建議遠紅外線的居家治療，在中長期的追蹤，目前效果還不錯；其中有一例，病患有好幾個腳趾頭缺血性壞死，經過這樣的治療，當然不止是遠紅外線的治療，現在病人的狀況很好，傷口已經長肉，他現可以自行活動走路。

親人受惠　避免截肢

我的親戚因心臟病曾開過刀，他腳的循環不好，血栓堵塞在腳的動脈，我把它清除之後，當天晚上突然又發生血管堵塞，腳整個腫起來並麻掉了，如果不立刻處理，拖下去可能要截肢，但兩次手術時間距離實在太近了，所以腳腫得很厲害，即使血管打通了，但循環很不好，後來我在他腳上做筋膜切開術，解除腔室症候群的壓力，但整個傷口暴露在外面，等傷口比較好的時候，我再把它縫合起來。

之後他一直有腳腫麻痛的感覺，我建議他使用遠紅外線照射居家使用，到現在他一直還有在用，覺得腳痛的症狀有改善，到現在也快二年了，他走路也正常了，並對我表示他現在的狀況比之前穩定。

成功幫助病人

最初得知有些醫生使用遠紅外線有療效，我就主動去向其他醫師打聽遠紅外線，我們醫院對器材的選購十分嚴謹，

要購買時要考慮臨床是不是的確有價值，因為遠紅外線的效用在短期可能看不出來，要中長期的追蹤，而且要配合整個套裝式的治療，於是我向廠商提出試用的請求。

在當時我面對的病人只有兩條路可走，一種是希望醫師能儘量試所有的方法，另一種就是截肢，把腳砍掉。

事實上，有些病人並沒有敗血症，可是傷口就不會好，每天晚上疼痛不舒服，一天要打好幾次嗎啡，病人甚至說，讓他死了算了，無論如何，寧死就是不願意砍斷他的腳。

在老年人的觀念，他們死要把身體帶回去見祖先，不希望被截肢，寧願帶著腳離開人世，這種情形之下，我的選擇就很少，聽到有方法幫助病人，心裡抱著姑且一試的想法去做，在這樣的想法下獲得成功，當然就讓我的印象深刻。

我在臨床上使用這個機器已經六年多了，對這個遠紅外線機器的將來，以及這個機器如何能針對臨床使用再進步，我抱著審慎和樂觀的態度。

附注：陳瑞雄醫師為資深心血管外科醫師、台灣血管外科醫學會專科指導醫師，曾經在台北市某醫學中心擔任心血管外科主任，他長期使用遠紅外線在手術後的輔助治療，並追蹤病患出院後的復原狀況，對遠紅外線幫助患者恢復末梢血循和術後照顧有非常仔細的觀察。是以編者安排訪問，希望以陳醫師自身的經驗，說明遠紅外線對下肢循環障礙患者的幫助。

4-2 遠紅外線如何運用於下肢循環障礙

恢復足部循環

遠紅外線是一種可以直接被人體吸收、促進血液循環的能量，鑑於遠紅外線療法對血管問題具有改善血液循環、消腫、降低感染的效果，多家大型醫療院所已採用遠紅外線療法於下肢循環障礙、下肢血管阻塞、糖尿病足、足部潰瘍患者的治療，在臨床上也已看到具體成效。

高雄長庚醫院心血管外科許俊傑醫師，對「遠紅外線照射療法」已有相當經驗。不論是患者的足部血液循環很差，已有潰瘍、腳趾壞疽者，或是輕微的感到下肢冰冷、發麻、腳痛等症狀者，許醫師認為，這些都可以利用「遠紅外線照射療法」來改善，讓微血管維持通暢。

剛開始接受遠紅外線照射的患者，在照射初期就可以感覺到足部開始回溫，麻痛感很快獲得緩解，走路不再走走停停。而暗

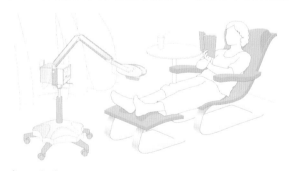

遠紅外線照射是一種方便的、非侵入性的療法，
能作為下肢缺血患者的日常保健。

沉的腿部出現許久未見的粉紅色，傷口也不會濕濕的，晚上睡覺時更不再受疼痛所苦，這些都是「遠紅外線照射療法」恢復了下肢的血液循環，使缺血的血管重新獲得養分，足部如同「枯木逢春」一般。

足部傷口受到控制

即使肢端已有壞疽的患者，在持續使用遠紅外線照射療法後，除了足部疼痛大為緩解之外，使用一段時間之後，也可以見到病灶處出現許久不見的粉紅色新生組織。

許俊傑醫師建議患者，可以在家中經常使用遠紅外線照射，越早使用，預防末梢血管栓塞的效果越好，尤其是傷口需要清創的患者，可以在清創前就開始使用遠紅外線照射病灶，加速清創後傷口的復原。

下肢缺血患者的日常保健

在醫師的指示下持續使用遠紅外線療法，能讓患者減輕腿部缺血的情況，但血管的病變仍需要搭配藥物治療、生活型態的調整，甚至需要進一步做手術治療。

而糖尿病、高血脂、腎臟病患者，因其合併症連帶會影響其本身的血管狀況，遠紅外線的照射只能緩解末梢缺血的不適症狀。如果是已經硬化的血管或者發生急性栓塞，照射遠紅外線已無法改善肢體缺血狀況，仍需要進一步的醫療措施來處理。

醫師建議下肢缺血患者在初期症狀時，尤其是有糖尿病足

潰瘍的患者，可以及早開始使用遠紅外線照射療法，改善末梢整體的血液循環，減緩足部血管的病變，長期使用能維持其生活品質，避免患者面臨是否截肢的抉擇。遠紅外線對足部缺血患者而言，不僅是「有照有保佑」，還能真正從內而外看到療效。

由於下肢循環障礙是需要長期治療的疾病，許多患者也會購買醫院使用的遠紅外線治療儀進行居家照護，配合醫師的追蹤治療及調整生活習慣，即使是長期臥床，或是身體虛弱無法運動的下肢循環障礙患者，也能讓病情獲得控制。但目前市面有不少類似產品，其成分是紅光、近紅外線還是遠紅外線？劑量是否充足及穩定？這都是選擇時應該注意的事。

有些患者在醫院使用時恢復情況良好，但出院後卻因為使用不正確的產品，如誤將紅光或近紅外線含量過高之產品當成遠紅外線使用而造成傷口傷害加深。因此醫師也會提醒民眾，如果想自行購買遠紅外線相關器材在家使用，建議選擇有醫療院所採用、照射劑量及效果經過臨床檢驗，並經過衛生署認證的機種，才能放心使用。

POINT 下肢循環障礙的早期檢測—ABI

ABI（Ankle-Brachial Index），稱踝肱指數，是上臂血壓與腳踝血壓的比值，經常用於檢測血管阻塞程度。

通常健康的人，腳踝的血壓會高於上臂的血壓。若腳部動脈有阻塞情形，腳踝的血壓就會低於上臂的血壓。

一般建議下肢循環障礙的高危險群定期追蹤ABI指數，早期發現才能盡早控制病況，避免不必要的傷害。

遠紅外線如何改善下肢循環障礙？

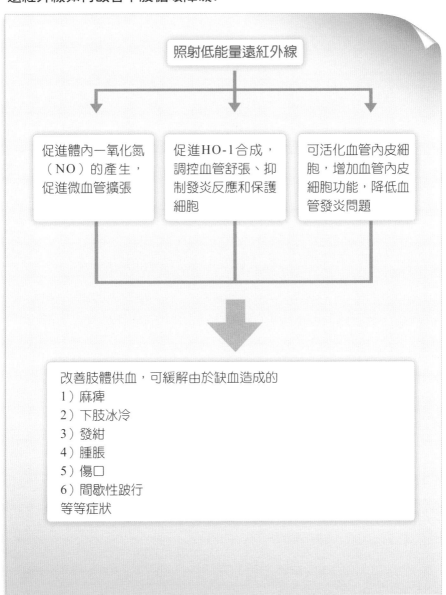

照射低能量遠紅外線

促進體內一氧化氮（NO）的產生，促進微血管擴張

促進HO-1合成，調控血管舒張、抑制發炎反應和保護細胞

可活化血管內皮細胞，增加血管內皮細胞功能，降低血管發炎問題

改善肢體供血，可緩解由於缺血造成的
1）麻痺
2）下肢冰冷
3）發紺
4）腫脹
5）傷口
6）間歇性跛行
等等症狀

近年來由於不少名人在病危時裝置俗稱葉克膜的體外維生系統起死回生，而使得葉克膜聲名大噪。但葉克膜畢竟只是危急時使用之維生系統，裝置期間患者有可能會造成下肢缺血而導致須截肢的後遺症。

台北醫學大學附設醫院之心臟血管外科團隊，為患者裝置葉克膜時都會併用遠紅外線照射療法，照射下肢末梢以促進微循環。同時醫護人員會監測患者腳部脈搏、溫度、顏色等，即早發現患者下肢缺血狀況並予改善。北醫運用此方法，近5年來約200例裝置葉克膜患者，都未發生下肢被截肢情形。

4-3 遠紅外線與下肢循環障礙

下肢循環障礙患者使用遠紅外線的建議：

使用時機：

遠紅外線對下肢缺血患者為一種輔助療法，患者仍須繼續配合醫療與藥物的治療，應在醫師的指示下使用遠紅外線治療儀。若有足部發麻、疼痛情況，可在患部照射遠紅外線來緩解不適，

使用次數則視患者症狀之改善來決定，若有急性栓塞情況，則請立即就醫。

使用方式：

居家使用可視醫師指示照射足部與小腿，一天照射3-4次，每次40分鐘，照射距離約30公分，照射部位需要裸露。照顧傷口時，應先清潔傷口（或行清創術）再行照射，照射完畢後再上藥，以利吸收。當傷口有出血傾向時，不宜再使用。

注意事項：

由於血循不良的患者對於溫度的變化較不敏感，皮膚表面溫度過高時不一定能及時察覺，所以使用時必須嚴格遵守安全距離。同時要注意，千萬不可將會釋放近紅外線的器材誤當醫用遠紅外線使用，因為過熱會造成熱傷害。達不到應有的效果不說，若貽誤病情就不好了。

遠紅外線療法對下肢循環障礙的效用：

改善血液循環：

遠紅外線療法是一種方便、安全的非侵入性療法，可搭配藥物來促進末梢血液循環，改善患者足部因缺血而冰冷、蒼白、麻痛之不適，下肢血液循環良好，可降低被截肢的機率或延緩截肢的時間，促進手術傷口的癒合。

控制傷口發炎：

遠紅外線療法可改善下肢發紺、潰瘍情況，並控制傷口發炎情況，也能提高足背血管繞道手術的成功率，減少住院日期。長

期使用可降低手術與感染之機率，預防因下肢循環障礙導致之糖尿病足潰瘍。

遠紅外線治療與烤燈、高壓氧比較表

（1）遠紅外線治療儀 v.s. 烤燈

遠紅外線治療儀	烤燈
1.同時具有熱效應與非熱效應，能刺激血管多種生物效應。 2.溫度維持恆溫，皮膚好吸收，不會造成灼傷，舒適度高。 3.具有止痛消腫效果，非熱效應能持續促進血液循環、控制感染。 4.機器單價較高。	1.只具有熱效應，能使血管擴張促進循環。 2.溫度無法控制，熱量會累積於皮膚，容易造成皮膚灼傷。 3.沒有止痛消腫效果，只能暫時促進血液循環。 4.機器單價較低。

（2）遠紅外線治療儀 v.s. 高壓氧

遠紅外線治療儀	高壓氧
1.可促進末梢循環，增加足部血流量。 2.單價便宜，可在醫院及居家使用，能依病情調整使用次數。 3.安全性高，可自行操作使用，能維持生活品質。	1.可增加末梢循環及組織的含氧量。 2.硬體設備昂貴，只能在醫療院所使用，且需專人操作管理。 3.使用次數受限於健保給付。

4-4 下肢循環障礙治療個案

▌減輕照顧者的辛勞

病友：林先生（由太太口述病歷）

病歷：糖尿病病友，中風四年

高壓氧效果有限

我先生除了洗腎和瘻管問題之外，還有一項麻煩是：傷口很不容易好。

關於遠紅外線治療儀的用法，平常都是腎友們互相交換心得，看看怎麼使用，我們也照著使用，漸漸發現遠紅外線的效用和好處。即使無法作握球運動，瘻管還是可以維持。

我們在家裡一直有用遠紅外線治療儀，但當時並未使用於傷口上。後來先生腳上出現一個小傷口一直不會好，有個藥劑師朋友建議我們做高壓氧，他可能不知道血管堵塞做高壓氧也是成效不好，我們大概做了5次高壓氧都沒有成效，所以有人介紹我們去檢查是不是動靜脈栓塞。

醫生推薦的好幫手

後來輾轉聽到有個腎友說到萬芳醫院治療傷口有成效，於是我就去問那個腎友，最後我女兒就替爸爸在萬芳醫院掛號，當時的血管外科主任張耀中醫師檢查出來我先生血管栓塞，就決定開刀，開完刀那天從加護病房剛出來到普通病房，手腳很冷，我就給他照遠紅外線，從下午4點多照到7點，腳就覺得溫暖多了，腳

底循環好了，整個身體就比較溫暖。

　　我到哪裡都看到「 遠紅外線治療儀」，包括中醫、洗腎和血管外科，這幾個醫生互相並不認識，但都介紹我使用這個遠紅外線，我照顧中風的先生雖然很累、很辛苦，但遠紅外線真的很有幫助，病友們平常會也互相交流遠紅外線的使用方法。

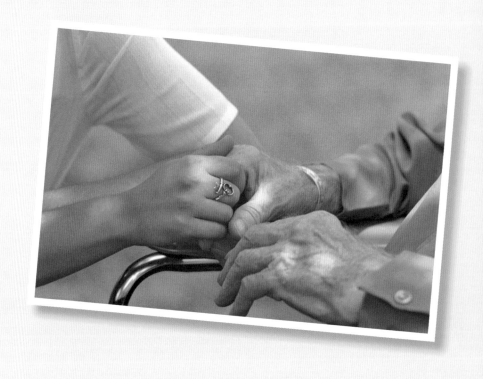

下肢循環障礙不可輕忽

病友：潘太太（由女兒口述病歷）

病歷：糖尿病病友

年齡：91歲

小傷口變大麻煩

　　一開始是剪腳指甲不小心剪得太深，指甲旁邊有一個小傷口，我媽媽沒有告訴我，就自己敷藥膏敷了5、6天，一直都沒有好，後來有點化膿、發炎才告訴我們。這樣拖了有10多天，我才帶她去附近的外科診所換藥。那時候剛好是過年之前，我媽忙著去市場採買過年要用的東西，在市場裡踩到積水也沒有在意，再去診所換藥時，醫生說傷口狀況很糟，化膿的範圍越來越大，便建議我們要轉大醫院做高壓氧。

　　我媽媽為了做高壓氧住院住了十幾天，做了十幾次高壓氧，還把整隻腳都浸到碘酒裡，也打了抗生素，可是一直沒有好轉，反而傷口越來越多，甚至腳踝的傷口都看到骨頭。

繞道手術免於截肢

　　後來打聽到一個很會處理下肢循環障礙的醫師，他一看到媽媽的腳，就說這個已經很嚴重了，膝蓋以下的血管都嚴重萎縮，沒有處理好很可能要截肢，所以很快就幫我們安排了繞道手術。

　　手術結束之後，他交代要在病房照遠紅外線，但是需要登記排班，我看到這麼多人都搶著排要照那個機器，決定自己買一台，讓媽媽可以在病房時早晚都照。

剛照沒多久，我媽媽就跟我說她有「血筋跳」的感覺，醫師解釋因為本來缺血的腳幾乎都沒有知覺了，現在血管接通又照遠紅外線，「血筋跳」就是血液重新注入缺血組織的感覺，是復原的徵兆。

遠紅外線早晚保養

我跟著媽媽在病房一個多禮拜，看到病房裡都是和我媽狀況差不多的病人，都像是「烏腳病」一樣，才知道糖尿病引起的下肢循環障礙是這麼可怕的病。

出院之後兩個月都定期帶媽媽回診，我也每天幫她換藥，早晚提醒她照遠紅外線。雖然回診時因為媽媽腳不方便都要叫救護車，而且每天換藥也都要花一個鐘頭，但是看到媽媽本來的傷口和開刀的傷口都逐漸癒合，恢復到可以正常走路時，這兩個月的辛勞都不算什麼了。

完全恢復之後，我都會注意媽媽的飲食，並經常提醒她要照遠紅外線，尤其是冬天的時候可以明顯感受到小腿以下有些部位比較冰冷，就照得比較勤快，冰冷的情況也隨著改善。

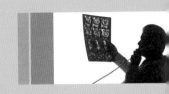

第5章 泌尿道疾病

Chapter05

5-1 骨盆腔疼痛症候群

難以啟齒的泌尿道疾病

　　身體私處的不舒服是很難啟齒的，所以泌尿道症狀經常是男性與女性的隱疾。對男性而言難根治又易復發的慢性攝護腺炎，以及以女性居多的間質性膀胱炎，這類骨盆腔疼痛症候群的症狀都非常惱人。患者長期受泌尿道不適的困擾，經常需要往返泌尿科門診，甚至因處於焦躁不安而求診精神科。可見這些難言之隱對生活品質造成很大的影響。

　　遠紅外線照射療法可改善患者多年的泌尿道隱疾，溫熱效應能放鬆肌肉、神經、血管組織，擴張小血管，提高血流速度。其次，遠紅外線照射可以顯著地改善微循環，刺激局部新陳代謝，使會陰部的小血管維持暢通、尿路功能正常化，並明顯降低炎性反應，有效改善下腹部疼痛、頻尿等情況，讓患者重新恢復信心。

間質性膀胱炎要耐心對應

　　間質性膀胱炎患者以女性居多，對受間質性膀胱炎所困擾的患者而言，無止盡的頻尿、尿急、夜尿、下腹或會陰部位疼痛，甚至半夜痛醒，這些症狀連帶影響了日常生活及性行為。有患者因此無法從事工作，而性交疼痛也使一些患者就此對感情與婚姻怯步。由於目前尚無有效的方法可以根治間質性膀胱炎，患者需

要相當的毅力和間質性膀胱炎的症狀共處。

　　間質性膀胱炎是由於膀胱不斷受到發炎反應刺激，引起膀胱尿道的痙攣，出現尿頻尿急。輕者排尿次數增多，但尿量卻減少；重者則裡急後重，有滴尿、解尿不淨感。此外，在排尿時亦會有尿道燒灼痛，嚴重時會出現血尿和膿尿。

　　間質性膀胱炎在配合藥物、調整生活作息，同時使用遠紅外線治療儀治療，可以迅速控制感染，促使炎性症狀消退，改善局部組織血液循環，減輕症狀，加速黏膜潰瘍的癒合，控制頻尿。

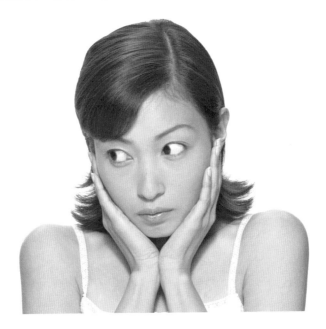

間質性膀胱炎患者以女性居多，不易根治。其症狀往往容易影響日常生活及性行為

5-2 男性最痛─慢性攝護腺炎

男人的白帶

攝護腺炎是一種好發於青壯年男性的疾病，臨床上症狀複雜且無特異性，常見有會陰部疼痛和尿道有乳白色分泌物，所以有人戲稱此為「男人的白帶」，並伴隨頻尿、急尿、夜尿、小便有灼熱感、尿道口癢痛、陰莖不適等，甚至下腹抽痛、膀胱部位不舒服，有時會陰部、陰囊或睪丸會隱隱作痛，即使經過治療後還是很容易復發。

對慢性攝護腺炎患者而言，雖然病痛不會危害生命，卻會造成生活上極大的不便，甚至會造成患者心理及性功能的障礙，深深打擊患者的自我概念與自信。

慢性攝護腺炎的形成原因

慢性攝護腺炎小部分是由細菌感染引起，可透過控制感染來改善，但大部分的病因則和患者的自體免疫發炎反應、自由基發炎反應、神經學薦椎上脊髓病變及骨盆底神經肌肉異常：膀胱底功能不良、膀胱頸異常收縮；攝護腺內尿液逆流、攝護腺尿道內皮變化以及鋅含量缺乏有關。有些甚至如環境及心理因素也和慢性攝護腺炎有關。而這些病因常被歸為個人體質問題，往往不容易被根治。

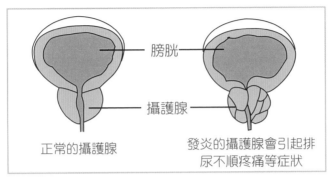

正常及發炎中的攝護腺比較圖

膀胱

攝護腺

正常的攝護腺　　　發炎的攝護腺會引起排
尿不順疼痛等症狀

肛門熱治療轉由遠紅外線治療接替

以往對於慢性攝護腺炎的治療，除了長期服用藥物外，還有令病患望而卻步的「攝護腺按摩」及煎熬難受的「肛門熱治療」等療法，因為病人對這些治療的接受度不高，常導致治療中斷而功虧一簣。至於進一步的手術檢查治療，如薦椎脊髓刺激手術或膀胱內視鏡攝護腺手術等，由於為侵犯性的手術治療，並且有麻醉的風險，病人是苦上加險、百般無奈。

很早就有病人採用遠紅外線療法來改善慢性攝護腺炎的症狀。根據2009年署立桃園醫院院刊21期《慢性攝護腺炎的新物理療法》中杜元博醫師指出，可運用遠紅外線療法來緩解慢性攝護腺炎的症狀。

遠紅外線會經由同調共振原理將「熱效應」與「非熱效應」傳達至人體深層組織，使照射部位感受到溫熱感而非一般紅外線的灼熱感。其效果包括：

（1） 改善組織的血液循環，有效擴張及軟化血管，降低血粘度，增加紅血球的變形能力，有效地改善微血液循環，進一步激發自身的免疫抗炎反應，如NO、HO-1等抗氧化物之產生。

（2） 藉由同調共振原理促進組織神經細胞之修護，可調理神經病變及自我神經協調之功能。

遠紅外線療法與攝護腺按摩、肛門熱治療比較表

（1）遠紅外線療法 v.s. 攝護腺按摩

遠紅外線療法	攝護腺按摩
1.同時兼具熱效應與非熱效應，能刺激組織多種生物效應。 2.照射溫度恆溫，皮膚好吸收，不會造成灼傷，並具有止痛消腫效果。非熱效應能持續促進血液循環、控制感染，改善泌尿道症狀。 3.舒適度高，不具侵入性，可由專業人員協助或自行操作，使用方便又安全，患者接受度高。	1.利用按摩之物理治療效果，可幫助排尿，也可作檢測之用。 2.需到醫療院所由專業人員執行，按摩時患者會感覺不舒適、尷尬、不自在，甚至有疼痛感。 3.患者接受度低，治療易中斷。 4.需注意清潔原則。

（2）遠紅外線療法 v.s. 肛門熱治療

遠紅外線療法	肛門熱治療（微波熱治療）
1.溫熱效應透過共振及輻射方式傳遞，從體外照射不具侵入性且好吸收，兼具衛生與舒適性。 2.安全性高，可由專業人員協助或自行操作使用，能維持生活品質。	1.利用熱效應接觸傳導來治療患部。 2.稍具侵入性，治療時會感覺到不舒適。 3.需注意清潔原則。

（3） 促進泌尿道內皮之生長完整，增加生長因子分泌，直接刺激內皮增生整合，避免攝護腺內尿液逆流，降低尿路神經肌肉之刺激，使得膀胱底肌肉、攝護腺尿道、外括約肌回饋鬆弛，避免尿路痙攣、排尿困難、頻尿以及急尿的症狀。

（4） 低熱效應降低攝護腺尿道部張力，促使攝護腺積聚滲出液排出，消除炎腫、降低疼痛。從而控制感染、消除炎症，大幅減輕慢性攝護腺炎的症狀。

非侵入式治療接受度高

杜元博醫師還提到，相較於攝護腺按摩及肛門熱治療（微波熱治療），遠紅外線療法利用遠紅外線小功率能量的特性，採用體外部位照射方法，方便舒服無侵犯性，患者接受度高。

對於遭受慢性攝護腺炎長期困擾的病患，用過一兩次遠紅外線療法，其症狀便可改善，不啻於提供了一個新的治療曙光，大大提高患者對治療的滿意度。

這類泌尿科的問題，一直以來無法找到真正病因，也不容易根治。

遠紅外線療法採用之病患體外部位照射法，一般患者接受度極高，且從臨床使用之經驗可見，其治療慢性攝護腺炎之症狀改善率，相比於傳統的肛門熱治療也為佳，對於遭受慢性攝護腺炎長期困擾的病患，提供了一個全新、方便、安全有效的治療選擇。

5-3 遠紅外線與泌尿道疾病

遠紅外線如何緩解泌尿道症狀？

照射低能量遠紅外線

改善組織血液循環
激發自身的免疫抗發炎反應
促進泌尿道內皮修復整合
降低尿路神經肌肉之刺激
避免攝護腺內尿液逆流

調理神經病變及自我神經協調之功能
促進組織神經細胞之修護
降低攝護腺尿道部張力
改善排尿困難、頻尿等泌尿道症狀

促使攝護腺炎積聚和炎症滲出物排出
消除炎腫，降低疼痛

舒適的非侵入性治療

泌尿道疾病所引發的不適足以擾亂患者的正常生活，鼓起勇氣求診後，可能要面臨的侵入性治療如肛門熱治療或攝護腺按摩往往使患者難以接受，相較之下，採取體外照射的遠紅外線照射療法，提供醫師和患者更舒適的選擇。

另可考慮採用遠紅外線治療儀在居家使用，每日照射，可幫助患者改善排尿與疼痛狀況。

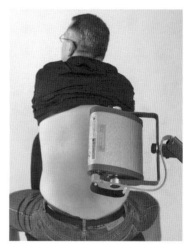

以遠紅外線照射脊椎末端，可改善泌尿道不適症狀。

遠紅外線對泌尿道疾病的應用與效果

適應症：

慢性攝護腺炎、攝護腺腫大、間質性膀胱炎、骨盆腔疼痛等泌尿道疾病之症狀。

效果：

改善局部組織循環，使尿路恢復正常、尿道括約肌神經鬆弛，降低攝護腺尿道部張力，可改善頻尿、排尿困難、夜尿、急尿等症狀。

改善泌尿道不適症狀，緩解症狀所造成的疼痛，降低發炎情況，並改善攝護腺腫大。

建議使用方法

　　每一天治療1次，每次照射40分鐘。

　　約5-7次一個療程，實際治療次數由主治醫師依病情而定。

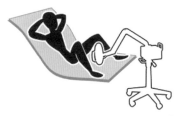

除去衣物，直接裸露照射會陰部位

泌尿道疾病患者的遠紅外線照護方法

照射順序	照射部位	照射時間	作用
1	會陰部（可採臥位或坐位方式）	15分鐘	改善組織血循、促進泌尿道內皮生長完整、降低攝護腺尿道部張力
2	薦部（脊椎末端）	15分鐘	薦椎神經刺激調理
3	頭部	10分鐘	下尿路中樞神經刺激調理

＊注意事項：需裸露照射部位，並保持20至40公分的照射距離。

5-4 攝護腺炎治療個案

▌改善攝護腺肥大症頻尿症狀

病友：吳修漢先生

病歷：75歲，攝護腺肥大症

症狀：頻尿、失禁、尿流中斷

攝護腺肥大導致尿失禁

自從得了「攝護腺肥大症」後，解小便次數增多，晚上常常起來好幾回，覺也睡不好，而且解小便時，必須等一陣子才能解出，有時尿流會中斷或要分好幾次；有時解完後還是覺得有尿意感，尤其是偶爾小便一急，控制不好就會失禁，所以我根本不敢出門，害怕會當眾出醜。

多年來，跑遍了各大醫院，所有的醫生都告訴我：必須要開刀才能治好。儘管現代醫學很發達，醫生也都說這種手術危險性不高，但我總希望有一種不必開刀就能治好的方法。

頻尿不再，人際關係改善

一年以前碰到了一位朋友，聊起我的狀況，便告訴我遠紅外線療法的功能。我立刻打電話聯絡，對遠紅外線治療儀的特性及用法做了進一步的了解，並向朋友借來試用一天，發覺有一點效果，於是我立刻買了一台。

我每天晚上睡覺時，對準下腹部約30cm的距離照射。使用一個月後，發現原本頻尿的毛病已經改善許多，六個月後，已完全沒有頻尿的現象，以往因頻尿不敢外出的困擾一掃而空。我又能到處走動，拜訪朋友。

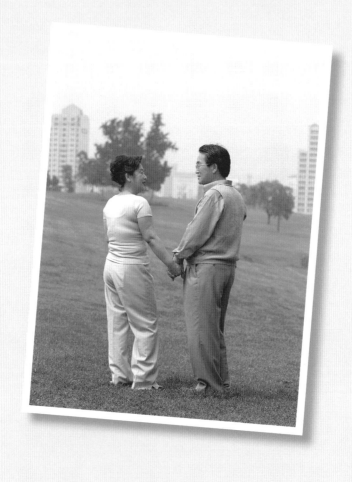

・醫師觀點・ 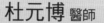 **杜元博** 醫師

署立桃園醫院泌尿科主任

前書田診所泌尿外科主任

攝護腺患者之性功能障礙

　　由於慢性攝護腺炎的症狀發作常持續三個月以上，這不只造成病患在生活上的不適，也容易對正常的心理發展及性功能造成影響。鑑於遠紅外線的作用機轉及治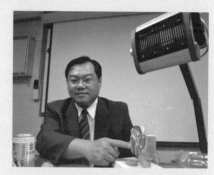療原則，我從2011年2月至2012年10月，共收集42位慢性攝護腺炎有性功能障礙患者，著重於慢性攝護腺炎病患性功能障礙的研究，進行二類評估：一為性功能障礙IIEF（國際勃起功能評分表）評估改善統計；一為射精障礙改善統計。

　　實驗組為接受藥物治療並同時合併遠紅外線治療者，共25位患者；對照組為只接受藥物治療者，共17位。

　　據實驗組IIEF統計，以治療前及三個月後之IIEF表比較，約有15%病患顯著改善、30%中度改善、20%輕微改善；對照組則約有20%中度改善、30%輕微改善。

　　而在射精障礙評估上，實驗組約65%有顯著改善，對照

組只10%有明顯改善。且病患主訴射精力道及射精液量多方面尤為顯著進步，此應為遠紅外線治療大幅改善慢性攝護腺炎病患常合併之射精管阻塞，以及攝護腺尿道及擴約肌張力過強之疾患所致。

　　由以上之初步臨床研究顯示，此新式物理治療確實對慢性攝護腺病患之性功能障礙有顯著治療效果，而且比較以往之文獻研究，其顯著改善之比率並不亞於現有存在之性功能障礙治療方式。惟此種新式治療方式還需要更長期及大量病患之研究。

婦科產科應用

6-1 照護產婦及新生兒的好幫手

　　遠紅外線對於術後傷口癒合有很好的療效，非常適合照顧生產傷口。它不只對於產後傷口癒合有效，還可以維持乳腺管暢通及照護嬰兒紅臀。在它的幫助下，護理人員的工作也會變得比較輕鬆，確實是照護產婦及新生兒的好幫手。

加速產後傷口癒合

　　低能量遠紅外線可以減少術後傷口腫痛、加速傷口癒合及避免傷口感染，適用於剖腹產之產婦，在生產傷口止血後即可使用，除了加速傷口癒合之外，還可以預防術後之腸粘黏。

　　由於剖腹產之產婦須等排氣後才能進食，醫師會鼓勵產婦盡早下床走動以利排氣，若因傷口疼痛而無法即刻下床活動時，可以利用遠紅外線照射腹部幫助腸蠕動，以便早日排氣。並可加快傷口癒合，避免下床時傷口疼痛。

手術發炎傷口得控制

　　有些產婦出院後沒有持續照護好傷口而導致發炎，也可以用遠紅外線照射療法來改善發炎的情況。位於新北市三重區的母嬰親善醫院惠心婦幼診所，護理長與我們分享她所遇見的實際案例。該診所有一位剖腹產的外籍媽媽，本身較胖，由於宗教的關係總穿著從頭到腳密不透風的長衣服，偏偏又碰到台灣的悶熱夏季，出院後兩天傷口癒合情況就不太好，兩邊紅紅的而且有滲液。回診時醫生開單讓她每天照射一次低能量遠紅外線。使用的

隔日她就感覺到好很多,回來照五六次傷口就得到控制。

方便性及效果優於溫水坐浴

　　另外,會陰腫脹得較厲害的自然產產婦也適合使用遠紅外線照射療法。讓產婦先冰敷一次,第二天傷口止血後,就可以開始照射。自然產最大的不適感來自於會陰撕裂傷口,一般照護方法是利用溫水坐浴。但溫水坐浴的水溫不易控制,而且無法避免傷口感染的問題。相較於坐浴,遠紅外線方便得多,產婦只需輕鬆躺在床上,利用休息時間照射即可。由於照射後患部乾燥得較快,再加上遠紅外線可以促進局部循環,消腫的情況比溫水坐浴更好。由於醫用遠紅外線為低溫、低能量,只要保持20公分以上的正確距離,即使照射嬌弱敏感的會陰部位也很安全。

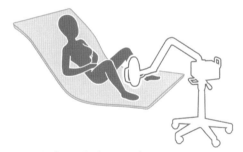

以低能量遠紅外線照射會陰部位,可減少術後
傷口腫痛、加速傷口癒合及避免傷口感染。

協助維持乳腺管通暢

　　母乳是嬰兒最天然而且營養的食品,可以提高嬰兒之抵抗力,有效降低嬰兒過敏及上呼吸道感染,但在餵母乳的期間,媽

媽若未能適當地將乳汁移出，乳腺就有可能會阻塞，而乳腺阻塞若不及時處理，可能會轉成乳腺炎，除了乳房紅腫、漲硬疼痛加劇外，嚴重時還需要開刀取出阻塞硬塊。因而預防乳腺阻塞，就成為新手媽媽的重要任務。

減少推擠痛楚，軟化乳房硬塊

護理人員會告知媽媽，若發現乳房有硬塊時，一定要推開！但有推揉乳房硬塊經驗的媽媽都知道，推揉過程很辛苦，有時候甚至痛楚難當。因而不少婦產科或月子中心，會使用低能量遠紅外線來幫助新手媽媽。遠紅外線照射療法可幫助消炎，並使乳房硬塊軟化，醫護人員幫媽媽推擠時，處理的效率可提高，而推揉時媽媽的疼痛也減輕許多，進而促進乳腺管通暢。

台北榮總八一病房有位媽媽有乳腺炎初期之症狀，由於希望能夠盡可能少吃抗生素，護理人員讓她同時照射遠紅外線。照射三四天之後，乳腺炎有明顯改善，醫師同意不需再服用抗生素。

嬰兒紅臀明顯改善

紅臀和尿布疹是新生寶寶常見的皮膚疾病，一般常以烤燈來照護。但烤燈溫度太高，有燙傷危險，並且無法解決發炎問題。而低能量遠紅外線療法可提供安全、溫暖的溫度，並可有效解決小嬰兒的炎症反應，照顧他們細緻又敏感的肌膚。

隸屬於西園醫院醫療體系之永越月子中心，於2009年開始採用遠紅外線療法來照護嬰兒之紅臀症狀，設有專業醫護人員24小時照顧之嬰兒房，護理人員會在晚上將尿布打開，讓有紅臀症狀

的寶寶們趴著照射遠紅外線，改善發炎反應。

　　三重惠心診所也使用遠紅外線來改善嬰兒紅臀，護理人員曾遇過新生寶寶對某牌紙尿布過敏，而整個屁股通紅的情況，便讓寶寶躺在看護墊上持續照射兩三個小時，照射後情況有明顯改善，媽媽還以為寶寶擦了什麼神奇藥膏，其實完全不需要用藥，就是持續照射遠紅外線而已。醫用遠紅外線能量很溫和，即使嬰兒使用也很安全，不會讓身體造成不必要的負擔。

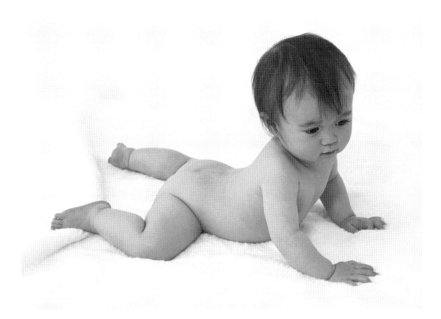

醫用遠紅外線能量很溫和，不會造成嬰兒的身體負擔。並可有效解決嬰兒之皮膚炎症反應，照護寶寶們細緻又敏感的肌膚

• 醫療經驗 • 遠紅外線坐月子法

資料提供：基隆長庚醫院中醫部黃醫師

結合老祖宗的智慧與西醫觀點，在產後婦女調養身心的一個月中，配合飲食、作息和運動，讓媽媽們得到更完善的呵護。

產後1-7天

媽媽的身體經過生產的劇烈變化，這七天的重點在於使身體更快的在創傷後復元（復舊）。

目　　的	照射部位
子宮收縮，排惡露	合谷穴（虎口）、三陰交（小腿）、太衝穴（腳板）、氣海穴、關元穴（腹部）
生產傷口	直接照射傷口
幫助泌乳	膻中穴、乳根穴（胸口）

產後8-14天

有些媽媽會有下半身血液循環不良的狀況，連帶造成水腫、便秘，這七天的重點在利用遠紅外線帶動全身的血液循環。

目　　的	照射部位
調理脾胃、排除多餘水份	氣海、關元（腹部）、陰陵泉（小腿內側）、足三里（小腿外側）

改善便秘、促進腸胃蠕動	天樞、大橫（下腹）
減緩乳房脹痛、乳腺炎	直接照射乳房

產後15-21天

小寶貝每2至4小時就要喝奶，讓爸媽們無法長時間睡眠，半夜醒來餵完奶之後需要更快入睡，所以這七天的重點在調整作息，為重返工作崗位作準備，睡眠不足的爸爸也可以照。

目　　的	照射部位
幫助睡眠	風池穴（後腦）、湧泉穴（腳底）
放鬆肌肉，改善腰痠背痛	直接照射痠痛部位
增補元（原）氣	神闕穴（肚臍）

產後22-28天

還有一個禮拜就可以帶著可愛的寶寶出門了，想要容光煥發的亮相，這七天的重點在讓自己更美。

目　　的	照射部位
改善妊娠紋	搭配除紋霜，照射相關部位
緊實肌膚	搭配緊實霜，照射相關部位
改善懷孕時長的小痘痘或痘疤	直接照射相關部位，加快疤痕癒合
加速新陳代謝，恢復產前身材	耳後和大腿外側（足少陽膽經）；大腿內側（足太陰脾經）

媽媽們辛苦了10個月，還歷經了生死大關，不負眾望的生下可愛寶寶，坐月子期間除了吃好、睡好，更要「照好」，做個人人稱羨的健康媽咪。以上的建議使用法，可以視個人狀況做調整，找到最適合你的「遠紅外線坐月子法」。

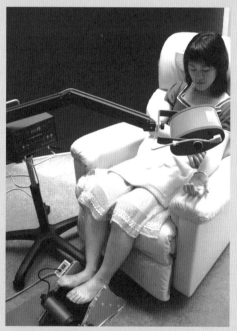

「遠紅外線坐月子法」讓媽媽們得到
更完善的呵護

6-2 遠紅外線照射療法之婦科應用

安全的「更年期不適症狀」改善方法

　　雖然荷爾蒙補充療法自1970年代起即被廣泛用於改善婦女更年期的不適症狀，但近年來許多研究指出，長期使用可能會產生如癌症風險增加等嚴重副作用，所以醫學界不斷在尋求其他治療方式。

　　更年期婦女常因為雌激素驟降，心血管的保護功能也隨之減弱，而成為罹患心血管疾病及骨質疏鬆症的高危險群。近年來有不少研究結論已明確指出，照射遠紅外線可促進體內一氧化氮（NO）產生。而一氧化氮（NO）則與人體雌激素接受器（estrogen receptors）有密切的關連。如何善用遠紅外線來促進NO生成，從而改善婦女更年期症候群症狀，將是值得進一步探討的課題。

　　目前醫學研究已證實，遠紅外線照射療法可通過調整自律神經及內分泌功能從而減輕或消除症狀。提供更年期婦女一種安全、無副作用之自我保健方法。

| 使用方法 | 以臥位或坐位照射小腹部、腰骶部，每日約兩次。 |

熱力深層滲透，緩解經痛

　　婦女在月經前後或行經期間發生下腹痛和其他不適，並影響生活和工作者稱為經痛，經痛是婦科最常見疾病之一。遠紅外線

能夠以共振形式傳遞至人體深層組織，可幫助下腹骨盆腔血液循環，緩解子宮肌肉收縮，減少疼痛感，並可改善局部血液循環和全身症狀，對於生理周期之疼痛有很明顯的舒緩作用，效果遠優於一般熱敷。

使用方法	以臥位或坐位照射下腹部及腰骶部（即小腹前方，氣海、關元穴以及後腰之次髎穴）

提升免疫力，陰道炎不復發

陰道炎也是常見的婦科疾病，由於陰道黏膜抵抗力降低，加之病原體感染而產生。臨床表現為陰道內有分泌物流出，同時經常併發外陰部搔癢、疼痛、紅腫等症狀。雖然在醫師指導下通常可以很快治癒，但由於病因與患者自體免疫力相關，復發機率很高。若照射醫用遠紅外線，可激發人體內如NO、HO-1等抗氧化物的產生，提升自身的免疫抗發炎反應。再配合醫師的藥物、調整生活作息，同時使用遠紅外線照射會陰，可控制搔癢、疼痛、紅腫等局部症狀，減緩發炎降低復發機率。

告別手腳冰冷

手腳冰冷為現代婦女常見之症狀，由於血液循環不良、新陳代謝率不佳而造成。使用低能量遠紅外線照射手腳，可促進末梢循環，改善許多女性一到冬季就手腳冰冷的現象。另外，每天除了直接照射手腳（手上有合谷穴，腳底有湧泉穴）之外，還可以再照射小腹及後腰（關元及命門穴）調節體質，也有改善的效

果。由於此部位與腸胃十分接近，照射時也可促進腸道蠕動，降低便秘機率。

| 使用方法 | 照射四肢末梢及小腹和後腰 |

醫用遠紅外線使用起來非常安全，照射時體表溫度略升後即保持恆定，無燙傷之虞，低刺激、非侵入性，且禁忌少，便於婦女居家保健使用。

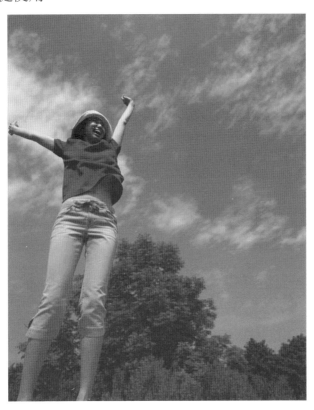

現代婦女常有血液循環不良、新陳代謝不佳之症狀。照射低能量遠紅外線可調整體質，改善手腳冰冷問題

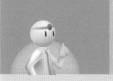

● 醫療經驗 ● **黃貴松** 醫師

前台北新店耕莘醫院中醫科主任
現任市立聯合醫院陽明院區中醫婦產、內兒科主任醫師
國考合格中醫師、西醫師、醫學博士

　　擁有中醫及西醫雙重資格之黃貴松醫師，為中西醫結合的婦科專科醫師。他使用遠紅外線照射療法已有二十餘年之豐富經驗，尤其在婦科的使用方面頗有心得。他指出遠紅外線照射療法可輔助多種婦科疾病，對害怕針灸之患者，是一種方便、安全、有效的物理治療方法。

　　黃醫師建議，有些婦女因脾胃或體質問題，除了食補或藥補外，身體局部經脈穴位照射遠紅外線，也可達到補氣效果。

　　遠紅外線對身體自身之機能，如血液循環、新陳代謝、免疫功能、神經系統、組織再生等功能有明顯加強或調節平衡的作用，若以遠紅外線治療儀輔助體質調理，可收事半功倍之效。

6-3 婦科產科使用個案

▌每個月不痛了

經驗分享：鄭雪珍
病歷：經痛
症狀：下腹部會有灼熱感
照射部位：下腹部

子宮下垂導致嚴重經痛

我是一位美容師，因為工作的關係，需要長時間站立，生小孩後，每次月經來時，下腹部會有灼熱感而疼痛不已。經醫生檢查，發現有子宮下垂的現象，也開了藥吃，卻仍然無法減輕疼痛。每回月經來時，下腹部就像有火在燒一樣，又熱又痛。經痛就像定期炸彈一樣，每個月向我報到一次。

照射下腹，疼痛一次次減輕

後來有位親戚向我大力推薦遠紅外線治療儀的種種神奇功效，我基於捧場的心理買了一台卻沒有使用。直到有一次實在是痛得受不了，就用它照射下腹部，照射約二十幾分鐘就覺得不太痛了，照完四十分鐘，下腹部的灼熱感消退了許多。

由於時間關係，當時我無法天天使用，只有疼痛時才用遠紅外線治療儀來照射，一照就不疼了。幾個月下來自覺疼痛一次次減輕，經過一年半，月經來時已經完全不痛了，也不會有灼熱感了。後來我想，如果當時我能天天使用的話，應該早就好了，也

不用拖到一年半了。

　　遠紅外線照射療法解除了我每個月的定時炸彈，讓我擺脫了經痛的陰影，而且我認為要天天使用，效果才會更快更好。

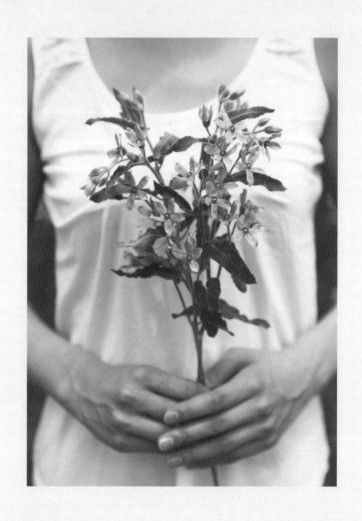

▌產後照護的好幫手

經驗分享：林媽媽（口述）

就醫：東〇婦產科及月子中心

症狀：減輕漲奶疼痛

　　五年前我在榮總的中醫科擔任研究助理時，開始接觸到遠紅外線療法，當時看到許多患者使用遠紅外線治療儀調理身體效果還不錯，所以也購置了一台給家中長輩使用。

　　後來因先生的關係一同去了大陸。今年初要生老二返台待產，由於婦產科附設的月子中心並沒有遠紅外線治療儀，而特別借機器到月子中心使用。

減輕漲奶疼痛，不再瘀青

　　生產後三天漲奶的情況很厲害，護理人員告訴我一定要推開，但推的時候其實很痛，整個乳房都瘀青，還可以看到推擠後留下的五爪手印，先生看了都很心疼。機器在我產後三四天到達，後來乳房又出現硬塊，這次先照遠紅外線後再推，就好推很多──沒那麼痛，而且也不再瘀青了。

改善惡露排出

　　我知道照射遠紅外線可加快術後傷口癒合及預防腸粘黏，所以多年前動腹腔鏡手術後便照射遠紅外線，當時癒合效果確實很好。這次生產我也使用遠紅外線來照射剖腹傷口，除了加快手術傷口癒合外，還可以幫助子宮收縮，減少宮縮痛。剛開始照時，因為排出的血色變鮮豔而擔心，但問過醫生，醫生說明這表示惡

露排出的情況良好，我就鬆了一口氣。

　　由於我是使用母乳瓶餵，每天都要擠奶，虎口實在很酸。所以在照小腹時就順便把兩手放過來一起照，痠痛感有很明顯的改善。在剛生完寶寶時，我的腳很涼，而且有盜汗的情況，開始照機器之後也慢慢變好了。

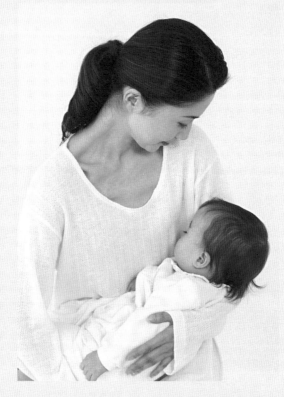

照射低能量遠紅外線可加速產後傷口癒合，還可以減少推揉乳房硬塊的痛苦，對維持媽媽的乳腺管暢通很有幫助

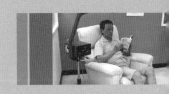

第7章 長期照護

Chapter07

7-1 減輕長期照護者的負擔

　　遠紅外線照射療法方便、安全、舒適且無副作用，再加上適用範圍廣，可以為長期臥床之長者提供全方位之照護，目前常用於處理如下症狀：

1. 促進慢性傷口癒合，如：壓瘡、糖尿病足
2. 預防、治療成人尿布疹
3. 幫助恢復體溫、保暖，促進血液循環
4. 增加呼吸器使用者的咳痰能力
5. 改善因插管引起的潰瘍、發炎與疼痛
6. 幫助胸腔腹腔積水排出，減少引流抽水
7. 保持引流管周圍乾爽，避免瘻口潰爛

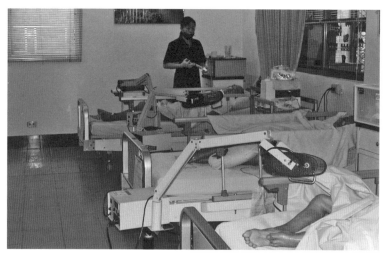

遠紅外線照射療法目前被使用於護理之家、長期照護中心，以及許多醫療院所的病房中。

遠紅外線照射療法幫助壓瘡癒合

　　年長者體力差，容易因為缺乏活動使得局部缺血。再加上皮膚彈性及循環會因年齡增加而退化，組織對缺氧的耐受力降低，而容易出現壓瘡，對整體健康造成深遠的影響。

長照中心老人壓瘡痊癒良好

　　聖嘉民老人長期照護中心與羅東聖母醫院同屬於天主教靈醫會，於2010年開始使用遠紅外線治療儀照護院內長者。2011年有兩位老人先後由外轉入，都已有半年以上癒合不良的壓瘡問題，一個在尾底骨，一個在髖骨。院內護理人員在正常的護理療程中，再加入每日照射2-3次遠紅外線，原來的難癒傷口在兩三個月即痊癒。護理長很高興地表示，遠紅外線確實很有幫助，因為機器操作起來很方面，而且每天都可以看到傷口在進步！

壓瘡癒合時間大大縮短

　　由於照射遠紅外線可增加傷口處之膠原蛋白累積、促進血管新生，有利於組織再生，並可促進滲液吸收。對於已發生之壓瘡，在清潔傷口之後照射遠紅外線，再行替換敷料，即可大大縮短壓瘡傷癒合時間。中國醫藥大學東區分院之呼吸照護病房，於2011年開始使用遠紅外線照射療法輔助壓瘡治療。護理長認同，採用遠紅外線照射療法縮短壓瘡癒合時間，可減少患者痛楚，提升護理品質，並有效控制醫療成本。

　　值得注意的是，遠紅外線也可以使用於壓瘡發生之前。由於遠紅外線可改善局部血液及淋巴循環，促進局部供血量。經常照

射容易發生壓瘡的部位，可降低壓瘡的發生機率。

全面照護臥床長者

國內多家護理之家、照護中心及許多醫療院所的病房已採用「低能量遠紅外線照射療法」來照護行動不便之長者以及院內患者。

胸部痙攣快速緩解

南投之竹山秀傳醫院呼吸照護病房將低能量遠紅外線治療儀用於處理積痰、末稍循環不良造成之截肢傷口以及胸部痙攣等症狀。護理人員提到，她們會讓吸呼器出現警示音的患者優先使用遠紅外線治療儀，胸部痙攣可以很快得到緩解。

腳部水泡不留疤痕

苗栗為恭紀念醫院之加護病房也有使用遠紅外線照射療法，當中有一例為腳部不明原因之水泡之患者，照射遠紅外線後幾天水泡即消失，完全不留疤痕，癒合狀況非常好，讓護理人員也留下深刻印象。

腳部恢復血色，不再冰冷

由於遠紅外線能提高對組織的供血，故能緩解患者足部因循環不良造成之冰冷、麻痛、水腫等不適。北港全生醫院之呼吸照護病房護理人員即與我們分享一則使用於下肢循環障礙的相關案例。2012年有位患者入院時腳部冰冷、腳趾呈紫色，護理人員每日為他照射3次低能量遠紅外線，持續照射一個月後，腳部終於

不再冰冷，恢復了血色。

　　另外，年長者或體質較弱之成年人因身體虛弱伴隨疾病因素，無法自主性控制解尿、排便時，容易暴露於發生失禁性皮膚炎的危險當中。遠紅外線照射療法可促進巨噬細胞分泌轉化生長因子 TGF-β1，從而達到減緩發炎的效果。

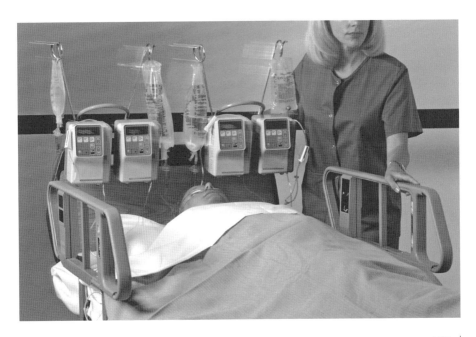

讓老人壓瘡順利癒合

病友：迦南身心障礙養護院老人

症狀：壓瘡，潰爛面手掌大小，傷口深透到骨頭

口述：屏東內埔鄉迦南身心障礙養護院院長　杜王秀珍院長

曾有一個老人送來安養中心時，壓瘡潰爛面有手掌般大小，傷口又深透到骨頭。因為傷口太大，沒有醫生願意為他治療。院方只好安排他先睡氣墊床，每2個小時為他翻一次身，並配合使用遠紅外線治療儀照射患部。

持續照射治療

每次照射遠紅外線前，醫護人員會先以碘酒清潔傷口。每次照射40分鐘，一天使用2-3次。使用了一個月後，傷口停止潰爛並開始慢慢收口。使用了三個月後，傷口收縮至約10元硬幣大小，而且癒合的相當漂亮。再照個10幾天壓瘡就全好了。

院長表示，用遠紅外線治療儀治療壓瘡的傷口，大都在使用一個多月後，就完全治癒。除非老人本身患有糖尿病，傷口不易癒合、傷口受到細菌感染或傷口特別嚴重，則需要照射2~3個月才能完全癒合。

免受壓瘡之苦

自從安養中心有了遠紅外線治療儀後，不但臥病老人免受壓瘡之苦，平時老人家也輪流用遠紅外線治療儀來保健身體，常見的痠痛、感冒用遠紅外線治療儀效果也十分良好，病痛少了人自然就比較舒服，院方在照顧上就節省了許多工夫及時間，更減輕了人力及財力的負擔。

7-2 放射腫瘤科與安寧病房應用

癌症放射治療後之照護

癌症治療過程中,病患在放射線、化學治療之後會產生各種不適,包括唾液分泌減少、皮膚灼傷、腸胃不適、噁心等症狀,而這些症狀都會影響治療意願、營養吸收和術後生活品質。

對需要有堅強意志和大量營養需求的癌症病患來說,如何減緩副作用,有更好的精神與體力抵抗癌細胞,是治療之外最重要的課題。

幫助放射治療後灼傷癒合

台南奇美醫院柳營院區放射腫瘤科,於2004年首先將遠紅外線照射療法應用在放射治療後的常規治療,主要用於皮膚表面傷口的加速癒合以及改善唾液分泌減少的狀況。

醫師表示,對患者來說,因為放射線治療造成的大面積灼傷所引發的疼痛不亞於癌症本身所造成的折磨,甚至更難以忍受。而遠紅外線照射療法以極溫和的低密度能量幫助放射治療後的傷口癒合,安全、無刺激、不增加病患負擔,能增強治療意願及有效的減緩不適感。

緩解循環不良造成之症狀

2009年台北振興醫院的癌症資源中心結合醫療、照護與社福,以多方資源協助癌症患者抵抗癌症,並引進遠紅外線照射療法改善長期臥床造成的循環不良與壓瘡。

「礙於經費，目前我們所能提供的遠紅外線治療沒有辦法全面普及，」放射治療科林醫師說：「但將來有能力，我們希望能讓所有有需要的患者都能因為遠紅外線照射療法而受惠。」

台北三軍總醫院安寧病房之護理團隊，也於同年開始使用遠紅外線治療儀。對患者由於循環不良造成的水腫、放射治療造成之難癒傷口，以及緩解化療後之不適症狀等等，都有不錯的改善效果。護理人員會推著遠紅外線治療儀穿梭於病房之間，給有需要的人使用，患者的接受度也很高。

腹部水腫減輕，便秘得改善

台中一位女性肝癌患者，因肝癌晚期腹水，再加上排便困難，腹部腫脹的情況較為嚴重。在台中榮總安寧病房接受遠紅外線照射療法，兩天後排便的狀況有改善，腹水的壓力也減輕了。照護的家屬眼見她癌末的病痛得到緩解，倍感欣慰。

遠紅外線照射療法安全、無副作用，不會增加患者負擔，而且能有效減緩不適，提升患者之治療意願。這正是遠紅外線照射療法之特色所在，我們可以期待它為放射線治療患者帶來更多人文關懷的治療後照護。

中西醫學結合，提供全面照護

「遠紅外線對抑制發炎的效果很好，這點非常重要。」在某醫學中心癌症病房，協助照顧病人的中醫針灸科黃醫師說。他也計劃將遠紅外線照射療法，應用在病患的術後照顧上。

「癌症病人在接受化學或放射線治療之後，身心都受到極大

的損傷，如何在不用藥的前提下，減緩他們的不適，是中醫針灸在癌症病房的重要任務。」

放射線治療患者的遠紅外線照護方法

放射線治療的常見後遺症	遠紅外線照射部位	每天照射次數	照射時機
術後傷口、褥瘡、瘀青	傷口、瘀青部位	至少兩次	皆可
腸胃不適、便秘	腹部	至少兩次	用餐前後
血液循環不佳	手腳末梢	兩到三次	皆可
疼痛	疼痛部位	不限	感到疼痛時
失眠	後腦、後頸	一到兩次	睡前
唾液分泌不足	兩側臉頰	至少兩次	皆可

安寧病房使用經驗分享

台北榮民總醫院大德病房

護理人員 曹小姐口述

　　大概是2008年的時候，有廠商來介紹遠紅外線治療儀，本來我對這類產品半信半疑，經過廠商詳細的說明之後，覺得可以試用看看。

　　雖然我個人對它是持較正面的態度，不過有些同事擔心會造成家屬（編按：長期居住在大德病房者稱為家屬）的腫瘤惡化。然而一年多來，使用的效果相當好，看來當初那些顧慮似乎是多餘的，而我自己也買了一台給我父親在家使用。

減緩疼痛不適

　　住在大德病房的家屬都有腫瘤，長期臥床的副作用很多，因為血循不良造成的關節肌肉酸痛，我們會按摩和推拿，再搭配遠紅外線照射2-3次。有些人肌肉皮膚比較脆弱，不適合推拿，我們就會單純照射，反應都很好，疼痛的狀況明顯減輕。其他也會有腹脹、便秘的狀況，除了例行的處置之外，都會加上遠紅外線照射，可以較快解決不適的情形。

　　「雖然針灸止痛會有所幫助，但很多時候病人很抗拒針灸，他們覺得我都已經這麼不舒服了，為什麼要再挨針。而且皮膚血管脆弱的病人，常常作完治療全身瘀青，苦不堪言。這個時候，遠紅外線就是最好的處置。改善壓瘡效果也很好。」

　　至於常見的壓瘡，以往都要兩個星期以上才會開始癒合，用

藥加上遠紅外線，只要一個禮拜就發現傷口已經快好了，只是我們還沒將遠紅外線用在預防上，或許會有效果。最近有一個腹瀉的家屬，我們也嘗試著用遠紅外線照射，不過目前還沒看出來影響。

病房的家屬都知道遠紅外線好用，要是醫護人員忙，她們行動還可以的，就會自己去推來用，身上哪裡都照，會覺得舒服。

我感覺遠紅外線真的不錯，可惜沒空做數據的紀錄和案例報告。病房有16個床位，超過三分之二的家屬都有固定使用遠紅外線治療儀的習慣，她們的家人都知道我們有用這個機器，也非常肯定。

居家照護功能多樣

至於我自己的父親，因為年紀大了，有攝護腺肥大的問題，醫生建議開刀，不過我們擔心父親心臟不好，沒有同意開刀。現在就是吃醫生開的藥配合照遠紅外線，本來會頻尿、感覺尿不乾淨，現在大小便通暢，不舒服也減輕。只是他老人家有時嫌麻煩，如果覺得很好就不照，所以藥也不能斷。在家裡的時候如果關節痠痛、經痛等，照了就會很舒服。

....

附注：安寧照護使用方法，請參考本章第127頁表格，《放射線治療患者的遠紅外線照護方法》；攝護腺疾病使用方法，請參考第五章第98頁表格，《泌尿道疾病患者的遠紅外線照護方法》。

7-3 銀髮族每日可用的養生法寶

　　年長者由於肌力退化、新陳代謝率下降，導致血液循環較差，容易手腳冰冷、感到疲倦，以及經常性的腰痠背痛或肌肉痠痛。這些因老化引起的不適需要外力幫助推動循環與促進新陳代謝來改善。

　　獲得福利機構評鑑為優等之永信松柏園老人養護中心，採用遠紅外線療法來提供老人保健已有三四年歷史。由於機器操作簡單又安全，一般是放置在物理治療室內供長者自行使用，老人有痠痛問題時都會去照一照，痠痛很快就得到緩

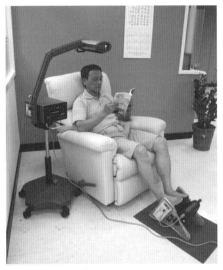

日常生活保養使用遠紅外線，可以廣泛改善許多常見的老化症狀

POINT 遠紅外線適用於銀髮族日常照護：
1. 消除肌肉疲勞、僵硬，減緩肩頸痠痛
2. 加速瘀青、血腫消退
3. 幫助腸胃蠕動，改善消化不良及便秘
4. 幫助入睡、改善睡眠品質
5. 增強抵抗力，不易感冒
6. 減緩疼痛，降低止痛藥用量
7. 補充能量，增加體力，強化生命機能

解。由於遠紅外線可以促進腸道蠕動，減輕便秘症狀，所以院內的老人有便秘問題時，護理人員也會將機器推去給他們使用。

　　低能量遠紅外線治療儀可以減緩全身疼痛、改善睡眠品質與胃口不佳，讓年長者有更好的精神與活動力，是便於銀髮族日日使用的養生法寶。

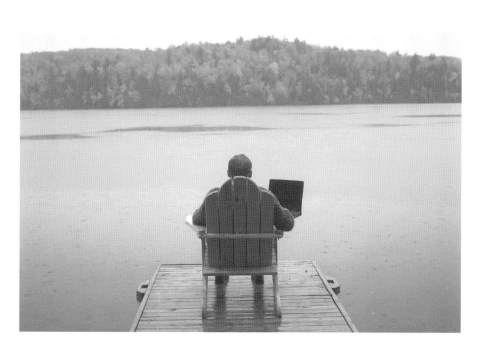

銀髮族的養生良伴

經驗分享者：虞媽媽

年齡：72歲

我兒子是醫生，最早是在醫院有拿這台（機器）給病人用，已經有一段時間。他聽到我先生會抱怨腰痛不舒服，就載了一台機器回家，只說可以照腰痛。不過機器有附一本使用說明，裡面寫得很詳細，要怎麼使用，可以用在什麼問題。我們仔細看過，發現遠紅外線可以用在很多地方，就開始「哪裡不舒服照哪裡」。

我先生本來脖子很僵硬，不太能轉頭、久坐之後起身困難、也沒辦法彎腰撿東西，照著說明一次照40分鐘，一有空就照覺得不舒服的地方，也沒特別注意花了多長時間，不知不覺這些症狀都好了。

退化性關節炎不再腫痛

我自己有糖尿病和退化性關節炎，本來腳趾頭都發黑，兒子是外科醫生，叫我用遠紅外線照腳趾頭，漸漸的發黑的變白色，白色之後又漸漸變成粉紅色，現在腳趾頭顏色都很正常，每天早上去河邊散步完，都會去我兒子家坐一坐，又拿兒子家裡的遠紅外線治療儀來照照腳，照完再回家。

退化性關節炎是有去看醫生，不過只是開止痛藥吃，本來發炎嚴重的時候，膝蓋感覺很脹，沒辦法走路，我用遠紅外線照膝蓋，現在走路都很正常，散步走個40分鐘也沒問題。

親朋好友共享遠紅外線保健良方

我們兄弟姐妹感情一直都很好，現在大家都退休了，每天會相約運動散步，我先生都帶著使用遠紅外線的書和大家討論怎麼用，聽我們天天講，親戚有什麼不舒服的也都會想到要照遠紅外線，我有八個兄弟姐妹，我是大姐，每一家至少都有兩台機器，除了自己用之外也會買來送人或給兒女用。

朋友都知道我們很愛用遠紅外線，也有人跟我們講過很多其他遠紅外線的產品，不過這是我兒子給我們的機器，醫院也都有在用，我先生還是覺得要用好一點的，所以不會去買不知道有沒有用的東西。

天天使用常保健康

現在的生活作息，就是一早出門去河邊散步，走到我兒子家坐一坐，照照遠紅外線再回家，回到家之後我們再輪流照，吃完午飯後睡個午覺，就出門運動，睡覺之前我會先照一照再去睡覺。

這樣用遠紅外線保養的生活已經五、六年了，我今年七十多歲，也沒有什麼大毛病，人年紀大了就是要把自己照顧好，過得健康，這樣小孩子也比較放心。

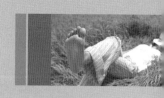

第8章 復健物理治療

Chapter08

8-1 復健治療即早搭配遠紅外線

遠紅外線在復健的臨床治療上已行之有年，例如中風、退化性關節炎、五十肩等。其效果優於熱療及烤燈，且無燙傷之虞。不像足浴之濕答不便，亦不會有機械傷害或電刺激之不適感。除了可以加速血液循環，更可以提高組織修復能力、促進新陳代謝的速度，達到緩解疼痛的效果。

遠紅外線不只是熱療

遠紅外線主要能量分佈於3微米以上的遠紅外線區，這是一般熱療所無法達到的。醫療級的遠紅外線放射出的波長完全排除了3微米以下波段（即近紅外線波段），才會有遠紅外線的治療效果。遠紅外線之純度愈高，升溫愈少，其熱傷害風險也愈低，

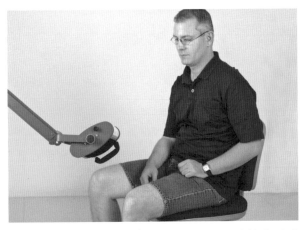

長期照射遠紅外線可有效控制退化性關節炎的疼痛，並延緩發炎腫大等症狀。

治療的效果愈好。

　　由於近紅外線是熱效應的主要來源，若將會釋放近紅外線之器材當成遠紅外線來使用時，將會有過多的熱加諸體表，造成皮膚灼熱燒痛。所以需慎選器材，使用醫療用之遠紅外線，才能達到最好的治療效果。

8-2 緩解足底筋膜炎之足跟痛

　　在日常起居及忙碌的工作中，雙腳是讓我們得以行走坐臥、移動自如的重要部位，因此，即便腳的病痛只是間歇性的，也令人十分困擾。在復健科或骨科門診中，許多中年患者因為「腳跟疼痛」而就醫，這多半是「足底筋膜炎」所引起的。

足底筋膜炎典型症狀

　　桃園縣中壢市大林復健科診所院長林永明醫師表示，足底筋膜炎通常發生在四十歲以上、需要長久站立工作的人。典型的症狀，幾乎發生在下床時的第一步，踩地時腳後跟非常刺痛，而再走幾步之後，疼痛又會慢慢減輕，因此一般人常以為是下床不小心「蹬到」，自己會好，也就不去處理。但只要走遠或久站，腳底又開始痛了。而這樣的情形會反覆發生，很多患者都忍到苦不堪言才求診。

足底筋膜炎產生原因

　　為什麼會產生足底筋膜炎呢？新北市永和區光晴復健科診所林鴻圖醫師說，通常是因為退化的關係，他會告訴患者，不要走太遠或站太久、鞋底不要太硬。

　　治療足底筋膜炎，一般是使用超音波及電療，兩年前，林鴻圖醫師開始採用遠紅外線照射療法後，他表示：「效果很好！」他補充說：「患者回診時，反應仍會腳痛的人，比以前減少很多！」

有效縮短治療時程

　　基於林鴻圖醫師的使用經驗，在診所內配置有遠紅外線治療儀的林永明醫師，緊接著開始將遠紅外線應用在足底筋膜炎的治療。他發現，只使用超音波及電療的情況下，一個療程大約是12次，疼痛狀況才見好轉；然而加入遠紅外線療法的照護，只需6次，甚至4次，效果十分顯著。

　　林永明醫師也說，除了效果顯著外，對患者來說，遠紅外線治療儀使用起來簡單方便，療法具有便利性，這一點很重要。在他的診所內，有些患者就像老朋友似的，掛號之後就先去治療儀那裡，自己開動機器照個幾十分鐘。

　　相較於超音波及電療，遠紅外線治療儀可由患者自行使用，而且它的照射讓人感覺非常舒適，沒有電刺激的不適，也不像泡腳或冰敷那樣不便。

　　遠紅外線的「同調共振」原理，能夠誘發體內細胞的共振，

再加上它有「非熱生物效應」，可改善局部血液循環，促進組織再生與修復，因此，遠紅外線能夠消炎，以及消除腳部肌肉疲勞及僵硬。它的作用機轉就是：**持續→累積→觸發→痊癒**

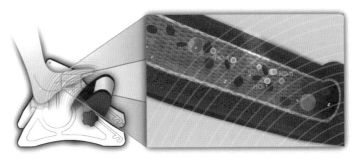

照射遠紅外線可激發人體內如NO、HO-1等抗氧化物的產生，提升自身免疫抗發炎反應。

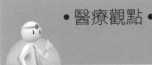

●醫療觀點● 林鴻圖 醫師

新北市永和區光晴復健科診所

足底筋膜炎不太容易治好，因為打針治療的復發率很高，可能兩三個月後會再痛起來。基本上希望患者每天做治療，持續做兩週。

林鴻圖醫師認為，足底筋膜炎的治療最重要的就是：「要有耐心」！他建議使用遠紅外線治療儀，每次需照射30~60分鐘，且療程需持續，藉由「累積－觸發」的過程，才能達到好的治療效果。

8-3 復健治療與遠紅外線

改善肌腱炎疼痛

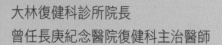

• 醫療經驗 • **林永明** 醫師

大林復健科診所院長
曾任長庚紀念醫院復健科主治醫師

　　大林診所目前購置了七台遠紅外線治療儀，患者於看診後，由診所醫護人員操作為患者治療。診所內的遠紅外線治療儀，大部份應用於中風復健及一般復健的病人，其中以一般復健患者居多。

　　林醫師表示，遠紅外線治療儀在他的診所中，對鎮痛、消炎及組織修復上的成效不錯。由於來求診患者眾多，無法一一詳述，略舉一個典型的例子。

　　有個五、六十歲的女患者，某天一覺醒來，發現右手不能抬起來，勉強舉起會有疼痛感，患者表示先前並沒有任何預兆，朋友介紹她來診所看病。結果發現是「二頭肌肌腱炎」，幫她於患部塗抹消炎藥膏後，再照射遠紅外線治療儀30分鐘，並使用干擾波電療儀器15分鐘，疼痛舒緩許多。

　　患者每天或兩天來一次做復健治療，除了來診所接受治療外，並要求病人平日要做舉手運動，劃大圈圈及走樓梯，大概三至四星期的療程，病人的炎症痊癒。

　　在控制疼痛上，不外是使用藥物與器具兩種方式，在使用藥物方面，難免會產生一些後遺症，至於器具方面，拜科技蓬勃的發展，目前已研發出許許多多的止痛器材，這些器材林醫師大都一一測試，希望能夠找出讓患者能得到最有效又價廉物美的器材，在眾多器材中遠紅外線治療儀最合乎專業要求。

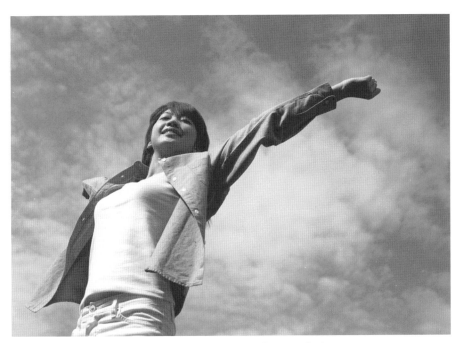

照射遠紅外線再加上適量的復健運動，可有效改善發炎症狀

安全放心的遠紅外線照射療法

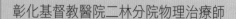

●醫療經驗● 吳文瑞 物理治療師

彰化基督教醫院二林分院物理治療師

「從事物理治療工作多年，疼痛是患者最普遍的症狀，因此如何先能止了他們的痛苦，是我工作的重點，也是工作的挑戰。」吳文瑞治療師說。

「大概七年前，經人介紹引進遠紅外線治療儀於工作上，發現它與可見光及短波、微波有所不同：它的『非熱生物效應』可及皮膚深層，是比較穩定、溫和且有效的治療效應。它完全避免近短波所造成的燙傷等疑慮，因為遠紅外線不是高熱高能量輻射，所以使用過程是安全而令人放心的。」

「目前我為患者進行治療時，對一般伴有疼痛的患者，都先給予照射遠紅外線後，再進行復健治療。因為遠紅外線照射後，代謝功能增強、改善了體循環，尤其是患部的微循環，相關神經也得到了調節，自然就有了明顯之止痛效果！當然就可以減少病患的疼痛，接下來的復健也較容易進行。」

經過七年多的臨床運用，吳治療師日益確證遠紅外線治療儀對退化性關節炎、術後（如關節開刀等）、裝釘、肌肉疼痛之病患，在復健過程中持續正確的照射使用，效果必然顯著。

復健治療使用遠紅外線療法的效果：

改善血液循環

照射遠紅外線可改善局部血液循環，加速損傷組織的修復過程，促進恢復肢體關節功能，也能使傷口較快癒合。

加強肌肉張力

可以緩解骨病變之酸痛、具消炎、消腫功效，能解除肌肉痙攣現象，加強肌肉張力，增加活動範圍，防止肌肉萎縮。

復健治療運用遠紅外線療法的優點：

經由共振傳遞可達神經肌肉深層組織，低功率密度，安全無虞，無電刺激之不適感，可配合針灸。遠紅外線為不可見光，不會傷害眼睛。其效果優於熱敷及烤燈，無燙傷之虞。

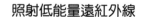

照射低能量遠紅外線

強化肌肉張力
改善血液循環
增進組織營養
加強損傷組織的修復過程

防止肌肉萎縮
增加關節活動範圍
促進肢體活動功能
促使傷口癒合
緩解疼痛、消炎、腫痛

8-4 復健治療個案

▋瘃痛問題得到大幅改善

患者：楊梅張先生（口述）

主要症狀：右側肩頸痠痛

主述：肩頸僵硬緊繃

每日看診舟車勞頓

我由於工作的關係需要長時間面對電腦，又習慣性姿勢前傾，而造成右側的肩頸痠痛。98年開始出現疼痛症狀，剛開始時症狀並不嚴重，購買熱敷墊的產品來使用即可緩解。但99年時，我的痠痛已嚴重到熱敷墊無法改善，整個頸肩都十分僵硬，造成日常生活十分困擾。因而從9月開始，扣除假日，每天到中壢的骨科診所進行頸部牽引治療，雖然頗有療效，但每日由楊梅至中壢花費約兩小時的時間看診，卻難免舟車勞頓。

尋求新的治療方式

接受治療近一年後，我開始尋求除了頸部牽引治療之外的其他治療方式，注意到遠紅外線這種療法。我向醫師詢問過這類療法是否真的有用，並得到醫師肯定的答覆。約有半年的時間，我在網上尋找了很多資料，讀了不少論文以及醫學報導，也實際試用了許多類似的產品。

試用隔天痠痛改善

當我第一次試用純正的遠紅外線，我便發現這是正確的東

西，它絕對不是只有熱敷效果，而是可以真正處理我的問題。我之前試用過會發紅光的產品，雖然暖暖的很舒服，但要到舒服的程度需要靠得很近，結果皮膚變得太乾反而脫皮了。而純正的遠紅外線熱度雖然沒有那麼強，溫熱的感覺反而可以深入底層組織關節，這應該是因為它是身體可以接受的波長吧，使用時就像冬天太陽照在海面的感覺，溫溫暖暖很舒服。更特別的是，我試用的隔天痠痛就改善了，不同於頸部牽引治療方法，但也具備明顯的效果。

最省時、有效、安全的治療方式

101年1月7日，我購置遠紅外線治療儀開始在家天天使用，每天照射右肩和後肩一次至少40分鐘，假日時則會增加至兩次。平時在頸部牽引治療後，頸部向左轉動時仍會有緊繃感，但使用遠紅外線照射後，肩頸的筋與肌肉變柔軟無緊繃感，痠痛問題得到大幅改善。20日，我原來在診所進行的頸部牽引治療也可以停止了，省了很多往返的時間。這是我得到最省時、最有效、最安全的治療方式之一。

中風復健效果顯著

患 者：中風病人郭先生（由其子口述病歷）

症 狀：中風一年

主 述：肢體功能不良，復健中

好的選手需要好的教練。好的教練也要有好的器材！

我與陳正光醫生認識的時間雖然不到一年，卻對他懷抱著深厚的感謝之情。

孫運璿資政的復健醫生

我父親在2005年4月中風，在全家人心急如焚之際，經由好友引薦了這位「孫資政的醫生」。陳正光醫師擔任已故孫運璿資政中風之後的復健醫師已經十幾年了，一直陪著孫資政進行中風復健。其實，人們在媒體上或是親眼見到生前的孫運璿資政，都可以發現孫資政中風後復健的成效顯著。

雖然復健的成效卓著，但是陳醫生一直謙稱自己所做的並不多。在我還不瞭解陳正光醫師時，總認為他太謙虛了。但當我漸漸瞭解陳醫師的理念「醫生只能成為病人的協助，不能主導病情的改善」時，我才發現這正是陳醫師令人欽佩之處。

喚起人體深層能量

對陳正光醫師而言，中風的復健治療就像一場運動比賽。醫生是個教練，而病人是選手，教練（醫生）選擇好的訓練工具（遠紅外線治療儀），幫助選手（病人）獲得好的比賽成績，雖然陳正光醫師不願居功，但是我80歲中風的父親，在家人、醫師

及儀器的協助之下，重新站著、走著，並且重拾活下去的信心及勇氣！

也是通過陳醫師，我認識了遠紅外線治療儀。陳正光醫師全面使用遠紅外線治療儀來輔助中風復健，已經近20年的歷史。

有照有保庇

對於手腳不靈活的中風患者來說，運動復健向來是件辛苦事，但緊張的復健運動過後進行針灸時，搭配照射遠紅外線治療儀，既可以讓病人麻木的手腳得到更好療效，而且對於飽受中風所苦的病人來說，更是既輕鬆又溫暖舒適的治療過程，所以陳醫師總笑著說：「有照有保庇啦！」

「有照有保庇」並不只是一句戲言。陳醫師向我說明，遠紅外線治療儀能夠使病人的氣血循環變得更加順暢，再輔以針灸治療時，更能經由同調共振原理喚起人體深層的能量，促進細胞活化，讓中風無法動彈的手腳，有效的讓大腦接受刺激。這樣的反應，不僅讓中風病人的復健有進展，還能強化病人接受復健的信心。

肢體功能明顯改善

　　父親在接受陳醫師治療的一個半月內，肢體功能明顯改善。他每天都精神煥發，每周兩個下午的復健治療對他來說不但不辛苦，更是他以身作則鼓勵其他患者的時候。

　　父親在晚年中風後，還能夠有一段如此有成就感的生活，身為子女的我們既感動又感激。

編按：孫資政透過陳正光醫師復健指導，他亦曾是遠紅外線治療儀愛用者，自1990年開始使用。

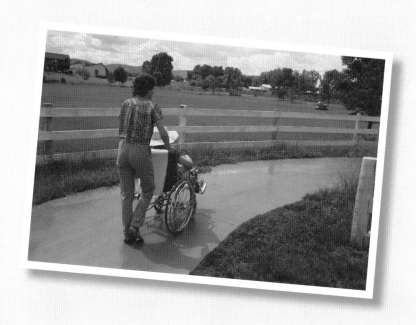

▍輕鬆做復健

患者：高雄余翁雪紅（由翁女士女兒口述病歷）

症狀：糖尿病、腦血管阻塞而中風

主述：右半身行動不便，手也舉不起來

母親曾因腦血管阻塞而中風，導致右半身行動不便，手也舉不起來，之後每天找按摩師來家裏裡幫她做按摩，二個月過去了，情形卻沒有改善。

促進體內循環

鄰居謝先生聽我提起母親中風後復健的情形，便將自己的「遠紅外線治療儀」借我們回家用，說這個機器對促進人體循環有相當功效，相信對復健有幫助。

謝先生並教母親每天照手臂、腳底、後腦及頸部，一天最少兩次，才用了一星期，母親的手已經可以半舉，還能夠自己梳頭，雖然這種改善只是一小步，卻讓我們如同發現新大陸一樣驚喜萬分。

出現退病現象

此後，她老人家每天只要在家就不斷使用，非常勤快。二個星期後，卻反而覺得肩膀酸痛，詢問後，謝先生說這是「退病現象」，是萎縮的神經開始恢復能意識到痛的現象，表示母親的身體的確在好轉。所以只要那裡覺得痠痛，就特別照射該部位。

手腳逐漸靈活

原本母親也有糖尿病，需定時去檢測血糖，照「遠紅外線治

療儀」四個多月後，檢測時發現血糖降低了，詢問後才知道是因為天天照射腳底保健的緣故。照了半年後，手腳漸漸靈活，並逐漸以走路來協助復健。

使用至今，日常生活瑣事都沒有問題，只是不能運動過量，而血糖值也一直控制在正常範圍內。

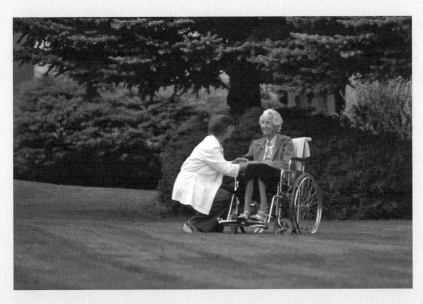

照射低能量遠紅外線可強化肌肉張力，改善血液循環，促進肢體活動功能，對中風病人之復健很有幫助

簡易養生之道

患者：管女士

症狀：退化性關節炎

主述：兩膝長骨刺，走路不適，無法蹲下

說起我使用「遠紅外線治療儀」的經驗才有趣呢！有一天我在常春月刊上看到廣告，談到此儀器可治療痠痛等症狀，我覺得好奇，便去電詢問，隨後又馬上看機器並試照，經廠商詳細解說了產品的原理及特性後，我更覺得這部儀器的確值得一試，便買了一台回家使用。

我患的是退化性關節炎，兩個膝蓋都長了骨刺，走起路來很不舒服，而且根本蹲不下去，雙腳的毛病讓我出門很不方便，使用「遠紅外線治療儀」之後疼痛現象就慢慢好轉。我每天照射患部一到三次不等，我先生也建議在照射之後用一點油按摩患部效果更好。

根本的養生之道

我是一位醫生，曾服務於台北中心診所，當時兼任女醫師協會的理事長，因為治療的效果不錯，就再買一台送給協會的診所，希望能幫助和我同樣狀況的患者。

站在醫生的立場，生了病看醫生，打針吃藥固然是必要程序，推薦健康的理念也是我們的職責，但簡單、易做的家庭護理恐怕才是比較根本的養生之道。在這方面「遠紅外線治療儀」可以扮演重要的功能，值得推薦。

遠離五十肩

患者：彭太太，66歲

症狀：五十肩

主述：左手無法提重物，無法抬高

手無縛雞之力

彭太太已經66歲了，許多家務事仍照做不誤，只是年紀漸長，毛病自然跟著產生，她被五十肩困擾了許多年，情形卻一直沒改善。尤其是左手，完全無法提重的東西，也無法抬高超過45度。

有一年過年時，彭太太的子女，在朋友介紹下，合買了一台「遠紅外線治療儀」給她使用。彭太太心裡半信半疑，但使用起來滿方便的，又是兒女花錢買的，就每天用它照射左肩。照了半個多月，好像沒什麼感覺。她覺得沒有效就不照了。

大醫院的背書

後來有一次去豐原醫院看病時，在醫院看到一台一模一樣的機器，護士小姐說那是醫院的醫療儀器。

她心想，醫院都在用了，一定是有效嘛！反正機器都買了，閒在那裡也是浪費，再試試看好了，就拿出來繼續用。每天照二次左肩，天天照，照了三個月。手稍微可以抬高了，也比較有力氣拿東西。

手臂運用自如

彭太太這回想，還真是有效呢！可能是因為年紀大了，所以

好的比較慢，彭太太就繼續照下去。半年後，左手已經可以抬高了，別說提重物、每天早上做運動，手臂也是運用自如呢！

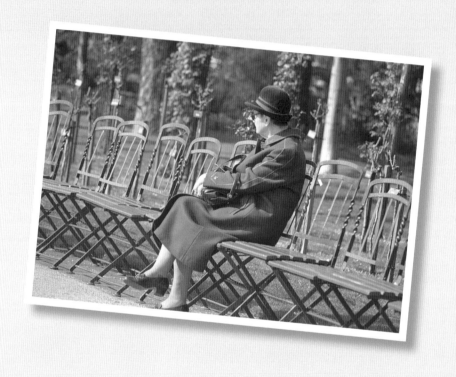

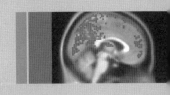

第9章 傳統醫學應用與居家保健

9-1 傳統醫學運用的科學面向

　　遠紅外線在傳統醫學中常被運用為溫灸治療，以遠紅外線的能量刺激穴位以達到治療效果。現代醫學研究的快速發展，也帶動中醫研究導入科學研究方法，來探討遠紅外線與穴位刺激之間的治療機轉，尤其在慢性病與內臟器官的治療研究上，更有嚴實的研究基礎。

腦部磁振造影驗證了遠紅外線照射療法

　　曾於陽明大學醫學院傳統醫學研究所進修的林以正醫師，在邱仁輝教授指導下，深入研究遠紅外線照射於特定穴道時，將對於人體神經系統起什麼樣的作用。

　　該實驗以遠紅外線刺激手腕內關穴，並於照射前5分鐘、照射結束後5分鐘及照射結束後20分鐘，通過腦部磁振造影（fMRI）機器，觀察人們的大腦所對應產生之腦波變化。

　　此為一項頗具重要意義之研究，依據《遠紅線照射人體內

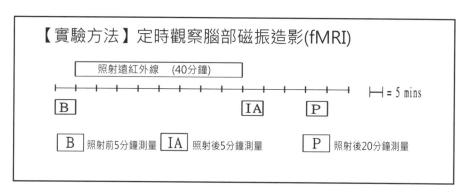

【實驗方法】定時觀察腦部磁振造影(fMRI)

照射遠紅外線　（40分鐘）

⊢⊣ = 5 mins

B　　　　　　　　IA　　P

B 照射前5分鐘測量　IA 照射後5分鐘測量　P 照射後20分鐘測量

關穴的中樞調控初報》指出，在遠紅外線照射的中後期及結束後期，腦部包括前額葉、顳葉和枕葉，其功能都有活化的現象（腦部磁振造影資料，請參考第9頁）

這代表遠紅外線可以藉由刺激內關穴來達到調控神經中樞的效果，並解釋了為什麼以遠紅外線照射內關穴和湧泉穴時，可以改善失眠問題。

過去中醫研究自成體系，但邱仁輝教授擁有堅實的現代醫學研究背景，並極力參與包括中醫之整合醫學的教學與臨床應用。他專精於能量醫學及腦部磁振造影，以科學研究模式鑽研遠紅外線對人體的作用途徑，不僅僅從科學角度確認了遠紅外線的治療模式，更為遠紅外線在傳統醫學和現代醫學間的使用，開啟了重要的連結平台。

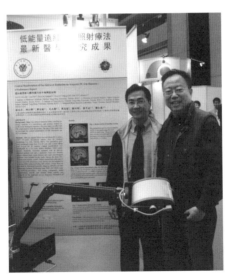

邱仁輝教授（左）與作者（右）合影於論文海報前

照射遠紅外線治療糖尿病之臨床研究

　　雲林天主教若瑟醫院中醫部主任黃柏銘醫師，任職於嘉義榮民總醫院中醫部時，與其研究團隊發表於《台灣中醫臨床醫學雜誌》的研究結果顯示，遠紅外線與艾絨灸都可藉由刺激三陰交、足三里以及照海穴，為第二型糖尿病患做穴道治療。照射遠紅外線可改善糖尿病患者的代謝調節與增加抗氧化活力，效果與艾絨灸相似，都能夠降低糖尿病患者的空腹血糖和糖化血色素，並且增加病患的抗氧化能力。

同針灸之效果，無艾灸之煙燻

　　由於遠紅外線治療過程中不若艾絨灸可能發出令人不適的煙燻味，再加上不具侵入性，沒有針灸或艾灸時會造成傷口的困擾，對於傷口癒合困難的糖尿病患來說更加安全方便。因此是一項可以取代傳統針灸和艾灸的便利療法。

針灸與遠紅外線之比較

	針灸治療法	遠紅外線治療
操作方法	• 以金屬針或艾絨灸刺激特定穴位	• 以醫用遠紅外線照射相關部位
操作限制	• 需要正確認穴能 • 須在合法執業之場合執行 • 須由具執照之中醫師操作	• 不須特殊訓練，一般人即可操作
安全性	• 暈針患者不宜使用 • 傷口癒合困難者不宜使用 • 需注意艾灸以免燙傷	• 非侵入性，不會造成傷口 • 採用照射療法，安全性高，無接觸感染之虞 • 低溫低能量無燙傷之疑慮

遠紅外線是一項可以取代傳統針灸和艾灸的便利療法

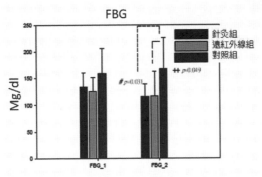

由重覆兩次實驗所得出之柱狀圖可見，與對照組相比，照射遠紅外線兩次皆可明顯降低空腹血糖，其效果與傳統針灸相去不遠。

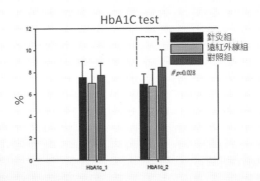

由重覆兩次實驗所得出之柱狀圖可見，照射遠紅外線兩次皆可降低糖化血色素的效果，與傳統針灸類似，其改變幅度具有統計上的顯著變化。

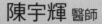

• 醫師觀點 • 　　**陳宇輝** 醫師

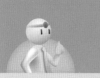

元宇中醫診所院長
前耕莘醫院中醫部主任
中國醫藥大學中國醫學研究所碩士

從能量醫學看遠紅外線

　　我們知道「能量」在物理學中包含有：力學、光學、熱學以及電磁學，而人本身就是一個能量的綜合體，不但能夠發射也能夠接收能量。此外能量會以聲、光、熱、波、磁、電等各種型態存在於我們周遭的環境當中，與人體產生交互作用並且造成直接或間接的影響。將這些能量運用來檢查身體、治療疾病或養生保健等，統稱為「能量醫學」。

常見的能量醫學應用─溫熱療法

　　利用醫療上所需要的熱能（溫度）來治療疾病的方法，稱為「溫熱療法（hyperthermia）」，目前使用的包括各種水療、蠟療、電療、光療、灸療等。

　　由於現代人工作壓力大、生活作息不正常、缺乏運動以及營養攝取不均衡，長期造成新陳代謝異常、血液循環障礙、自律神經失調、肌肉關節痠痛、免疫功能降低，而出現疲倦、頭暈、失眠、肥胖、手腳冰冷、腰痠背痛、腸胃機能障礙，嚴重的會引起哮喘、高血壓、高血脂、痛

風、腦中風、糖尿病、癌症等。而溫熱療法便是利用熱能
來改善循環、增加代謝、調節神經、促進免疫，以達到治
療的目的。近年來在醫學界逐漸受人重視的遠紅外線療
法，其實就是溫熱療法之一。

遠紅外線與「氣」的關係

中醫透過「經絡學說」運用「氣」來治病強身已有
數千年的經驗。中醫很早就透過自身與大自然的互動，了
解人必須順應大自然的變化來生活，而古代的哲學家認為
構成世界上萬物的最基本的氣質是「氣」，而「氣」可以
說是人體內能量的總稱，所以中醫十分強調氣的維護與鍛
鍊。只要人體的能量高、抵抗力佳，當然就不容易生病
了。

近代科學家已證實氣功師練氣時確實能提高身體的能
量，而從手掌發氣的能量頻率為3微米（μm）至5微米，這
個波長正好落在遠紅外線的範圍中。

中醫在長期實踐中認識到「氣」對身體的重要，練氣
功可以強壯身體，而遠紅外線獨具的「組織深達作用」及
「分子共振」能力，能夠提供源源不絕的「氣」，也就是
能量，這不但可以治療疾病，當然也可以保健養生。

9-2 治療高血壓之新途徑

　　高血壓是現代人常見的文明病，也是傳統醫學中常常處理的慢性疾病，因高血壓引起的併發症有：動脈硬化、主動脈內膜剝離、腦溢血、腦血管栓塞、腎衰竭等重大疾病，嚴重時可能危及性命。

　　根據2004年日本九州鹿兒島大學之團隊研究指出。遠紅外線照射療法能改善高血壓，主要是因為遠紅外線可在人體內引發的生物效應：改善微循環與改善內分泌。

照射遠紅外線　改善微循環

　　從生理學的角度來看，人體因為供血不足而導致組織缺乏營養和氧氣，是許多疾病發生的原因之一，即是所謂的微循環障礙。有微循環障礙的人，可直接觀察到末梢微血管暢通率低、紅血球變形率差等現象。

　　紅血球在血液中，負責運輸氧氣到全身的組織細胞，若紅血球流量不足或攜氧能力較差、變形率差，就會影響全身的組織的養分供應。紅血球在正常狀況下是圓扁狀的，直徑大於微血管，在進入微循環網絡時，會變形以利通過。如果微血管不夠暢通或紅血球變形率差，組織就無法獲得養分，且無法即時帶走代謝廢物，長久下來器官的生理功能將會受到直接影響。

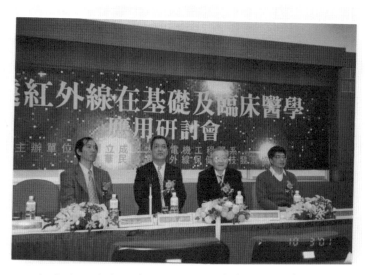

2001年「遠紅外線在基礎及臨床醫學應用研討會」在台召
開，與會主講學者為江日崇醫師（左一）、楊明興教授
（左二）、吳本玠教授（左三）、王賢和醫師（左四）

　　2001年遠紅外線保健科技學會與成大電機系合辦「遠紅外線
在基礎及臨床醫學應用研討會」，邀請北京大學醫學部生物物理
系吳本玠教授至台灣進行學術交流。說明遠紅外線作用於微循環
之機轉。吳本玠教授指出，根據血流量變化實驗證明，照射遠紅
外線能改善微血管暢通率和紅血球的變形率，讓帶養分的血液能
更有效率的深入組織、改善缺血症狀。原本無法進入微血管的血
液壓力獲得紓解，血壓便能降低。

經由調節內分泌控制血壓

　　因為精神緊張，影響內分泌，刺激血壓上升所造成的高血

壓，可藉由照射遠紅外線緩解神經對外界刺激的過度反應。由於遠紅外線具有雙向調控的特性，能幫助內分泌系統維持在平衡狀態：活化疲乏低下的機能，或減緩過度激化的反應。

正常人在緊張狀態下，新陳代謝因反應緊張的情緒而加劇，身體各相關部位會發出要求增加供血的訊號，此時血壓會回應訊號而增高，以達到加強供血與排除代謝廢棄物的目的。

這樣的生理反應，若有任一個環節無法緩解，就會造成惡性循環，長期下來形成高血壓症狀。遠紅外線從根本上改善組織供血與舒緩神經緊張，故能有效控制血壓。使用遠紅外線照射療法控制血壓，無任何的不適感與副作用，若血壓獲得有效控制，應可依醫師指示減少用藥。

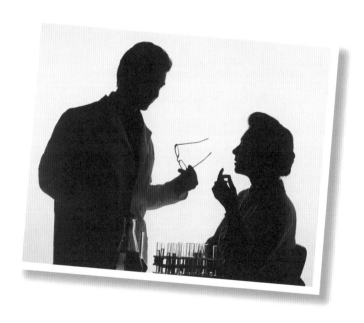

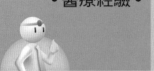

·醫療經驗· **吳建勳** 醫師

世界針灸學會聯合會國際針灸醫師

美國加州針灸中醫師

高血壓之治療與養生

　　知名中醫養生專家吳建勳醫師建議，可使用低能量遠紅外線做為高血壓的治療與養生方法。

相關穴位：

　　- 曲池穴—曲肘時肘橫紋外端的凹陷處。

　　- 大椎穴—低頭時頸部最突出的骨頭下方。

　　- 湧泉穴—腳底中線的前三分之一凹陷處。

　　- 命門穴—後腰正中央，肚臍正後方。

照射時間：

　　以遠紅外線治療時，可以單一穴位照射40分鐘，或是多個穴位輪流分別照射10-20分鐘。

照射療程：

　　每次治療時連續照射七到十天，會有較明顯改善效果。

　　由於遠紅外線是低能量的治療方法，因此每天沒有照射的上限，可以重複照射來提升治療的效果。建議照射前後補充溫開水或溫鹽水，以利新陳代謝。

血壓變正常了

經驗分享者：陳秀蓮（傳統民俗治療師）
病歷：遺傳性高血壓
症狀：血壓最高時，升到160/110 mmHg
照射部位：腳底的湧泉穴

我母親有高血壓，我也遺傳了她高血壓的毛病，一直以來吃東西都很小心，但是血壓最高時還是升到160/110mmHg，非常苦惱。我本身是民俗治療師，了解一些藥物原理，所以不想長期吃降壓藥，平時也很注重自己的身體保養。

我每天用遠紅外線治療儀照腳底的湧泉穴一次，四十分鐘。照完後會有口渴的感覺，我都會立刻喝水，尿量也增加了。照了二次後馬上量血壓，血壓降到120/80mmHg的正常血壓，如果不是親眼看到，我是打死也不會相信有這種療效的，簡直是太不可思議了。

從這次後，我對遠紅外線照射療法非常有信心，也養成了每天睡前使用的習慣，加上平時都吃些清淡的飲食，幾年來血壓都很正常。我也開始了解它的功能和原理，把它和民俗療法結合，希望每個人都能解除他的病痛，一起分享遠紅外線療法帶給我的健康、快樂。

高血壓及足踝浮腫得到改善

經驗分享者：張博士（女士）
症狀：高血壓及足踝浮腫
照射部位：腳底

朋友都知道，我是個喜歡忙碌的人，雖然年紀不輕，但身體狀況還算過得去，可以自由的行動。因為工作的需要，我常常往來美國、台灣、大陸，提供藥廠從新藥研發、生產技術、以及藥品上市的專業諮詢。

兩年前去台灣時，到朋友家敘舊，他看到我腳踝腫得很厲害（剛下飛機的隔天），就推薦我試他家裡的遠紅外線治療儀，說可以幫助循環。我想說試試也無妨，就趁聊天的時候邊照腳底，沒想到照了一會兒我竟然睡著了！我朋友等到40分鐘的療程結束才叫醒我，起來時就可以看到腳踝的腫脹明顯的消退。我的職業病讓我想要再多試一下遠紅外線，看看它的功效是巧合還是有依據的，就請朋友寄了一台到美國的家裡。

照射足底明顯改善淋巴循環

他建議我像他一樣天天照腳底做保健；所以若時間許可，我一個禮拜會在睡前照個三四次。幾個月之後，我可以感受到睡眠品質以及腳踝腫脹（十幾年前因癌症作過化療，現仍有淋巴腺循環不佳的問題）的改善。更注意到，多年以來第一次，我控制高血壓的藥量可以減低而不是增加。這才引起我想要更進一步了解遠紅外線，還有其他適用的病症。

後來我了解遠紅外線具有促進微循環以及抗慢性發炎的作用，因此可以改善肌肉、關節疼痛，加強末梢循環以及促進傷口癒合。

有效改善急性與慢性疼痛

有朋友來訪時，我把它當作一個話題跟朋友分享，有需要且好奇的朋友就在當下試用，不論是急性或是慢性的肌肉、關節疼痛都有好的反應。

其中一個朋友的經驗讓我印象深刻：她大概五十歲，有點胖，平時腳踏地時會有如針刺的麻痛感，之前去看過神經科醫師但沒有改善，我就建議她試試看；一個下午她用兩個療程，站起來時，說這是她十年來第一次有「腳踏實地」的感覺！這也很出乎我意料之外。

意想不到的廣泛居家運用

甚至有個朋友從小就有遺傳性偏頭痛，我把機器借他回家早晚照了兩個禮拜，他告訴我從一開始頭痛的週期縮短，漸漸疼痛的幅度減輕，到後來發作的次數都減少了。我答應他如果他再發作的話，可以把機器借他。

美國醫療花費高，平日的保養相對的更重要，有這樣的機器可以解決一些健康上的小毛病，對我來講有很大的幫助，朋友都說我乾脆開一家遠紅外線診所好了。我會繼續使用，找出它更多意想不到的功效！

9-3 減肥療程中的重要保健方法

許多人都很好奇，遠紅外線到底可不可以幫助減肥？

照射遠紅外線可以燃燒脂肪或減輕體重的說法，是不正確的！只是坊間宣傳的噱頭。筆者請益了中醫界專家，以及身邊減肥朋友的實證。遠紅外線最重要的功能，在於緩解減肥療程中經常出現的不適症狀。

照射遠紅外線　緩解減肥引發之困擾

照射遠紅外線並無法直接燃燒脂肪或減輕體重，遠紅外線在減肥過程中真正的作用，在於藉由改善血液循環和刺激穴位的方式，緩解減肥療程中經常出現的困擾，如水腫、體重停滯、乳酸堆積所帶來的痠痛，以及代謝速度改變時的疲倦等。

POINT 減肥療程中經常出現的不適症狀有：
- 便秘
- 全身或局部水腫
- 體重停滯
- 血液循環不佳
- 關節痠痛
- 精神疲乏等

這些症狀大多可通過照射低能量遠紅外線得到緩解。

遠紅外線照射療法可以協助減肥療程一步步地順利進行下去，而不會由於不適反應過於劇烈，使減肥計畫半途而廢。

調節基礎代謝率　降低復胖機率

　　除了減肥療程中的困擾外，減肥後的復胖也是減肥者常常擔心的問題。為求快速減肥而攝取過低熱量時，人體會為了維持正常生理運作而跟著降低基礎代謝率，以減少基本熱量消耗。此時若再恢復正常熱量攝取，由於基礎代謝率已下降，攝入的熱量會變成相對過量，這些相對過多的熱量即成為復胖的來源。

　　低能量遠紅外線對血液循環、新陳代謝有明顯的加強或調節平衡作用。是一種方便安全、有效的物理治療方法。適度使用有助於體內一氧化氮增加，能夠改善人體內血液循環，也可以減少因代謝率改變而造成的疲倦與不適感。由於能量密度甚低，長期使用對人體不會有任何副作用。

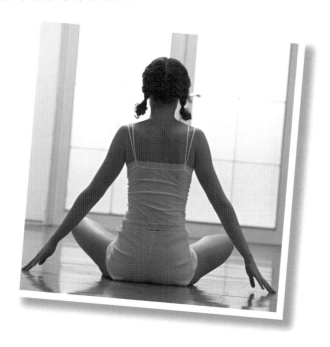

9-4　遠紅外線照射療法日常使用案例

▌排便順暢了

使用者：傅秀津（中壢市）

病歷：便祕

照射部位：腹部、腰部及臉部

　　我的職業是護士，由於工作相當忙碌而且時間很長，一直有便祕的毛病。再加上自己的體質比較弱，容易感冒，經常傷風、咳嗽，很不舒服。經過朋友介紹認識了遠紅外線治療儀後，就開始使用它進行保健，針對腹部、腰部及臉部三個部位，每天照射一次各四十分鐘，來解決這些毛病。

排便順暢，黑眼圈也減淡

　　開始照射的第一個月，我每次照完都會發生排氣現象，照射後覺得腹部非常舒服，臉上的黑眼圈在照射一個月後竟然變淡了，詢問朋友後才知道，原來也是遠紅外線治療儀的功勞。

　　照射三個月後，我的排便漸漸暢通。使用遠紅外線治療儀到現在半年多，便祕的毛病完全解決了，也養成每天早上解便一次的習慣。

　　我使用治療儀最大的心得是，每每有什麼突發性的毛病，它都能立刻派上用場。

手術後難看的疤痕消失了

使用者：花蓮周媽媽　59歲
病歷：術後傷口
症狀：術後疤痕增生
照射部位：患部

手術後疤痕增生傷口紅腫

2009年10月，我到萬芳醫院動手術，切除卵巢水瘤，手術後在我姊姊家休養了兩個月，我姊姊把我照顧的很好，我自己也很小心照料傷口，天天都貼美容膠帶。但是幾個月後，開刀的傷口還是腫起來一條紅紅的，就像一隻紅色的大蚯蚓在肚皮上，非常難看。

在那之後，我都只穿寬鬆的褲子，因為只要稍微壓到傷口，都會非常不舒服，不小心碰到就會痛。雖然難過，但身邊的人都覺得這是沒辦法的事，像我姊姊之前動十二指腸的手術傷口也有同樣的狀況，所以我只好忍著。

腫脹消退傷口平整

一年之後，我女兒買了一台遠紅外線治療儀給我，倒不是因為手術，而是告訴我遠紅外線可以消腫、抑制發炎、舒緩疼痛，要我拿來照膝蓋、筋骨痠痛和因工作碰傷的腳趾頭。一開始我想用來照五十肩，但是不太會用，因為遠紅外線沒有很熱，所以我常常不知道到底有沒有照到。跟我女兒抱怨的時候，她說遠紅外線就是這麼溫和、低能量，我們才能吸收這樣的能量，達到治療

的效果。

　　我想了想，既然可以消腫，那我的手術傷口應該也可以照，於是每天都至少照一次傷口的部位，有時間的話就照照膝蓋或肩膀。就這樣照了一個多禮拜，某天洗澡的時候，我才注意到本來發紅腫脹的地方，像收乾了一樣，變得平整，幾個禮拜後，整個傷口只剩下一條細細的白線，我先生看到也直說不可思議。

　　除了傷口之外，我的五十肩也獲得改善，本來做家事一個上午，我的右手就難過得抬不起來，這段時間用遠紅外線治療儀下來，就算做一天也不會痛，我女兒都有點生氣的說，要是我再不多休息，還拚命做家事，她就要把遠紅外線治療儀拿走。

每天使用累積出效果

　　現在每天睡前我都會花好幾個小時用遠紅外線：肩膀照完照肚子、肚子照完照膝蓋、膝蓋照完照腳趾。雖然一個部位要照到40分鐘很花時間，但是有這麼好的效果，我覺得很值得。

　　現在我姊姊家裏也有一台這個治療儀。我上台北時不去別的親戚家，都去住姊姊那裏，除了可以盡情聊天之外，也有遠紅外線可以照。它更是我們之間常常聊到的話題，我們都會互相分享使用心得。

鼻子不過敏

使用者：謝小姐的小孩（台北市）

病歷：鼻過敏

症狀：莫名其妙打噴嚏、流鼻水

照射部位：頸後大椎穴和風池穴以及上呼吸道

我的兩個孩子從小就有鼻過敏的毛病，常常莫名其妙打噴嚏、流鼻水，由於外子是中醫大夫，所以孩子一直有在吃中藥和配合針灸。孩子上幼稚園後，先生也開始教他們倆練氣功，但是情形並沒有太大的改善。

上小學之後，可能因為功課壓力的關係，孩子們常常一大早起來就眼淚噴嚏齊飛，有時嚴重到十分鐘內就用了半包衛生紙，連頓早餐都沒法好好吃，真是讓我十分苦惱。

改善鼻過敏，噴嚏變少了

家裡本來就有遠紅外線治療儀，當初是同業介紹買的，在治療痠痛方面效果很好。後來透過介紹才知道，原來鼻過敏也可以用遠紅外線治療儀來照射。所以每天孩子寫功課時，我就讓他們照頸後的大椎穴和風池穴，睡覺時則照上呼吸道，偶爾也配合針灸治療。如此天天使用，持續了五個多月。現在偶爾才會聽到孩子的噴嚏聲，而且頂多幾聲就沒了，看到他們恢復健康，我多年的煩惱總算解決了。

手腳變溫暖

使用者：李松柏

病狀：手腳冰冷、失眠

照射部位：合谷穴、命門、關元、足三里

由於工作關係，需要長期待在24小時開放的電腦室內，經年累月吹著冷氣，我開始出現手腳冰冷的徵兆。在辦公室裡，不僅需多穿幾件衣服禦寒，回家還要打開電暖爐，手腳才能恢復溫度。只要一離開電暖爐，手腳就又冰冷了。我心裡明白，這是身體的因素，藉著電暖爐的熱度只是一時的暖和，必須改善體質才能根除這個毛病。三個月前，我的醫師好友介紹我認識遠紅外線治療儀。因為我本身對中醫很有興趣，醫師好友也詳細講解遠紅外線的非熱生物效應所產生的細胞共振、活化細胞、促進血液循環的原理，讓我明白這個機器的原理。

於是我開始嘗試使用它來處理我自己體質上的弱點。我將治療儀拿到辦公室去，一邊工作一邊使用。每天照射合谷穴、命門、關元、足三里等穴，而腳部是直接照腳底。

現在我仍然繼續使用遠紅外線治療儀來保健身體，也發現照射遠紅外線還帶來的兩個收穫，一是調和順暢人體的氣息；二是有助睡眠。

以往工作太忙，壓力太大時，偶爾有失眠的情形，現在有遠紅外線治療儀照料我的身體，這種小毛病完全消失的無影無蹤了。

胃潰瘍情況轉好

使用者：賈明禮
病歷：胃潰瘍
症狀：腹瀉不止、吃的東西無法吸收
照射部位：胃部

我原本就有消化系統方面的慢性病，到馬祖服役時更因為水土不服，使得消化系統潰瘍的情形更加惡化，一度疑似胃癌，在馬祖醫院看了兩個多月但不見好轉，因此便申請送到台灣就醫。

回台灣時先在基隆海軍醫院接受一段時間治療，但情況不見改善。偶然機會看到遠紅外線治療儀的廣告，心想何不去試用看看，有效再買，於是便打電話給廠商要求安排時間試用。

我在試照後，當時即有腹部發紅的情形產生，我猜想這是治病的反應，因此便在回營前買了一台帶到馬祖使用。

在剛使用的第一個星期，我的胃反而更加的疼痛、腹瀉更加強烈、很想睡覺。更嚴重的是，照射的部位居然出現黑色與白色的方塊，排汗的味道很濃且臭，這著實讓我嚇一大跳，後來證實為所謂的「退病現象」。繼續使用兩個星期，我胃部疼痛的情形便緩和好轉起來。

我使用治療儀的頻率很高，每天早晚各一次，照射胃部時間最少是四十分鐘，這樣持續用了一個多月，胃潰瘍的情況轉好了，人也開始長胖，並順利自軍中退役。重獲健康的喜悅實在讓我雀躍不已！

由「幻肢」到「另外空間」

摘自《看雜誌》第54期

作者：張頌宇

「醫生！我……那裡痛……」一個截肢病患指著被截去腿的「空空部位」尷尬地說……

大部分醫生面對這種病患時，都會認為是病人幻想出來的，屬於「腦袋」問題。事實上，這是臨床上發生比例相當高的「幻肢痛」（phantom limb pain）現象。根據研究統計顯示，約有高達80%的截肢病人，會感覺到那隻已經不存在的手或腳還會發生疼痛；同時，更有高達98%的截肢病人，手或腳截肢後還能感覺到手、腳好像還存在著。這種感覺被稱做「幻肢感覺」（phantom limb sensation）。

為甚麼已經「不存在」的肢體卻好像還存在著，甚至會痛？有一種合理的推斷是：人體除了在這個空間中顯微鏡能夠觀察得到的狀態，是否還有這個空間看不到的、但卻存在於另外空間身體？

「不務正業」的生物醫學研究

任教於宜蘭大學生物機電系所及擔任宜蘭大學創新育成中心主任的許凱雄助理教授，指導就讀於台大電機系醫工組的博士生黃啟裕，兩人冒著被主流醫學界貼上「不務正業」標籤的壓力，以「被截肢的身體還存在於看不見的微觀粒子的『另外空間』」為假設前提，為截肢病患在幻肢部位進行遠紅外線治療，超越目

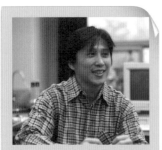
台大電機系醫工組博士生黃啟裕基於對「另外空間存在之說」的信念而進行「幻肢痛」的醫學研究。（曾漢東攝影）

前主流理論治療無效的困境，為病患帶來極為成功的療效，也為現代醫學帶來新的思考。

也許就像愛因斯坦所言：「想像力就是一切！」而「信念」也決定科學家的研究方向。做這個研究，除了因為目前醫學理論基礎無法有效治療幻肢痛以外，兩人純粹是基於對「另外空間存在之說」的相信而發想的。

「開始找到儀器廠商合作時，對方忍不住當面笑出來，覺得太瘋狂了，結果，我們竟然做出來了！哈、哈、哈！」兩人不約而同地大笑說。

黃啟裕表示，目前解釋幻肢現象產生的原因，主要有三大類理論。第一是「周邊神經因素」，認為幻肢的訊號可能來自殘肢；第二是「中樞神經因素」，認為幻肢的訊號來自脊髓或大腦的錯誤訊息；第三則是「心理因素」。但這三大類的理論，對於幻肢感覺或幻肢疼痛都只能解釋部分現象，而這三大類理論衍生出的許多治療方法，大部分也都無效，例如藥物治療或交感神經阻斷手術等。「有病人因為治療都沒效，但真的太痛了，後來就吃癌症病人吃的藥，吃了就昏，也就不會痛了，但醒來還會不舒服。」黃啟裕說。

許凱雄和黃啟裕兩人，因為都相信有看不見的另外空間存

在，在2004年出席的一場「未來科學與文化」研討大會相識。黃啟裕進而在許凱雄的指導下進行研究。

大膽假設　小心求證

專攻生物醫學科學的許凱雄教授認為，這世界看不到的比看得到的更多，但實證科學卻太急於否認它：「這實證科學從思想上牢牢把人框住，讓你突破不了。應該學孔子的態度，知之為知

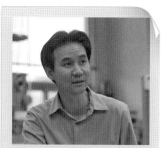

宜蘭大學生物機電系許凱雄教授認為，這世界看不到的比看得到的更多，但實證科學卻太急於否認它。（曾漢東攝影）

之，不知為不知！每個人一生中或多或少都會接觸到這些看不到、摸不到的現象，我們卻從沒真實地去面對。」

黃啟裕則說：「從小到大總聽說靈魂這些的，你就會想知道這東西存不存在？眼睛看不到，但有沒有可能探索出來？」他進一步舉例：「中醫講的經絡也是看不到的，但它有一套很實在的理論，在臨床應用上又很實用。」

基於這樣的信念，他們認為「幻肢」應該不是病人的「幻想」，也不是目前三大類理論的任何一種說法。從中醫幾千年來的學說與臨床療效，兩人認為人體是個複雜的結構，除了由看得到的分子構成，更微觀粒子中看不見的身體也同時存在著。因此兩人假設「幻肢」是這個空間的分子結構身體被手術截掉了，但在更微觀空間還存在著身體，同時「幻肢」部位的經絡與穴道可能還存在，並扮演與身體溝通的角色。

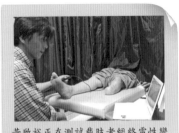
黃啟裕正在測試截肢者經絡電性變化（曾漢東攝影）

以這樣的假設為前提，兩人在截肢病人的幻肢處施予各種能量刺激，如不同頻率的電磁波、高壓電場（壓）、強磁場（脈衝）、高溫、低溫、火焰與水晶等，結果發現，其中較為明確的反應是遠紅外線與水晶的刺激。

將特定的水晶置於截肢者的幻肢部位時，截肢者會有一股涼涼的感覺，而使用遠紅外線時，則有類似鎢絲燈照射的溫熱感。

每種新藥研發出來時，都必須通過安慰劑效應測試，安慰劑效應（placebo effect）指病人雖然獲得無效的治療，但卻「預料」或「相信」治療有效，而使症狀獲得舒緩的現象。因此為了排除安慰劑效應，兩人在實驗過程對截肢者做了安慰劑控制實驗（Placebo-controlled experiment）。方法是讓受試者平躺，上半身用不透光布幕隔開，使受試者無法看到照射過程（圖一）也無法知道何種東西照射與照射部位。另外，照射情況分三種，即照射遠紅外線於左腳（幻肢）或右腳（正常肢），或施予假照（即遠紅外線關閉）。不論真照或假照，照射結束時，儀器均會發出一個聲響，讓受試者以為每次都有照射。因此，如果受試者完全用猜的，答對的機率是33.3%（1/3），因照射情況有三種。結果受測者答對了76.5%（13/17），表示受測者不是用猜的。「這個感覺有時相當微弱，所以受試者有時不好判斷，不會百分之百答

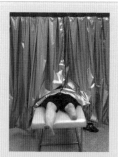
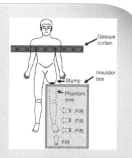

圖一受試者受測圖　　　　圖二治療幻肢痛示意圖

病人的上半身以布幕隔開，將遠紅外線施予病人的
「幻肢痛處」，即病人的幻肢處。使用隔絕箱將遠紅
外線與病人的身體（如殘肢、正常肢體等）隔開，以
確保遠紅外線是照射在病人的幻肢處，而非身體的其
他部位上。使用遠紅外線功率計與溫度計監測這樣的
隔絕效果（許凱雄提供）

對。」黃啟裕說。

截肢病患獲得良好療效

　　為了瞭解幻肢痛是否發生在截肢病人所說的幻肢位置上（而
不是在殘肢或大腦），兩人找了三個患有嚴重幻肢痛的病人，運
用上述的遠紅外線照射方法，將遠紅外線照射在病人所說的「幻
肢疼痛處」，如（圖二），結果顯示，三位病人在接受4至5次遠
紅外線治療後，幻肢痛的時間與大小皆明顯下降。顯示在「幻肢
處」施予遠紅外線照射對治療幻肢痛有很好的效果。

　　其中有一位已截肢9年的男性病患，截肢後不久即被幻肢痛

所苦，經過9年的藥物治療依然沒有太多改善。當強烈的幻肢痛發生時，疼痛會從幻肢的腳趾、腳跟一直上升到大腿，導致殘肢抽搐與痙攣，嚴重時，疼痛還會傳到心臟，造成強烈的心臟絞痛。後來甚至使用嗎啡等藥物都無法解決疼痛。2007年時，病患接受了兩次交感神經阻斷手術，但手術一段時間後，強烈的幻肢痛又再次發生。但是，在接受許凱雄與黃啟裕兩人對幻肢直接的遠紅外線照射治療後，幻肢痛得到大幅改善，強烈的幻肢痛不再發生。病患也遠離了殘肢痙攣與心臟絞痛的威脅。

另一位男性病患是在截肢三週後，即產生強烈幻肢痛。他的疼痛類似數十隻針刺在幻肢腳底，持續不斷的疼痛使他無法忍受而告知家人想去自殺。在採用兩人的治療方法後，疼痛很快得到改善。他的家人感謝說他不再鬧自殺了。

第三位是一位國中畢業即截肢的女性，15年來飽受幻肢痛的困擾，嘗試了各種治療方法均告無效。近年來，日益嚴重的情況使她晚上無法入眠，半夜經常痛到哭泣。為了解決她的幻肢疼痛，她將工作暫停，接受此治療方法。兩個月後，這位女性病患的疼痛沒有再發生過，幫助她正常地回到工作崗位。

經過這一系列研究，許凱雄和黃啟裕認為「幻肢處」確實還能在這個空間產生感覺，並且也是治療幻肢疼痛的關鍵位置。但是，進一步的問題是：截肢者存在於這個空間的物質身體，要怎樣與不存在於這個空間的「幻肢」溝通呢？

他們假設，「經絡」與「幻肢」仍存在著連結。為了檢驗這

個假設，兩人將截肢病人的幻肢腳底與正常人（健康大學生）的腳底照射遠紅外線，然後量測身體十二經絡的電性變化。結果顯示，兩者的經絡電性變化有相同的變化趨勢且具有統計上意義，脾經、腎經、膀胱經皆明顯上升，大腸經明顯下降。但若假照時，兩者間就不具統計意義。

走在「真正科學」的路上

當然，實驗不是一帆風順，研究一開始使用了許多不同東西做刺激，病人都沒有反應。這時，實驗者的「信念」便相當重要。許凱雄強調：「你相信甚麼是很重要的。以實驗來講，尤其是操作者面對第一個問題，試了沒反應，特別對這樣的假設。但如果你相信有（另外空間），你就會想是不是哪裡做錯了。」那麼問題出在哪裡呢？黃啟裕補充說：「後來就等。過個十幾、二十幾分鐘後，幻肢才有感覺。這不像我們一般人打手馬上有感覺。」

不過，最主要的挑戰還不是來自於研究過程。為了有更好的資源與儀器做實驗，找合作對象的困難度比研究過程還大，因為醫學界在觀念上還很難接受「另外空間的存在」。黃啟裕說：「不少人基於自己的一些信仰是相信存在看不見的空間，可是你要他出來做科學實驗去說服別人，他覺得要『面對的東西太大』。」許凱雄笑著接腔：「那就是怕被貼上『標籤』。但總會有不怕的，哈、哈、哈！」

突破了種種困難後，這個研究成果在2009年9月時，分別在

德國舉行的世界醫學物理與醫學工程大會（The World Congress on Medical Physics and Biomedical Engineering. Munich, Germany）和在美國舉行的IEEE醫工年會（31st Annual International Conference of the IEEE Engineering in Medicine and Biology Society. Minneapolis, USA）這兩個醫學工程領域中最大的學術會議上發表。學術界面對這樣的研究，有的人相信，但更多的人不相信。主要的質疑是安慰劑效應問題。「我白紙黑字跟你講怎樣去檢驗，包括他們會質疑的點，都在我們的掌握裡。但很多人還是會質疑你。你可以看到一個態度——有人就是不相信！」許凱雄說。

科學新躍進或強效安慰劑？

　　許凱雄繼續強調：「任何挑戰我們樂於面對，但也希望他們用理性的態度來面對。我發現最大的難處是很多人突破不了既有的觀念，以很情緒的態度面對這個問題，沒辦法和我們站在理性的角度來探討。說有效果是『安慰劑效應』，你把病史攤開，哪裡找這麼好用的安慰劑效應啊？不用吃藥、不用打針，沒有侵入性的治療，比手術還有效？我們最大的支持還是來自病人，因為成效不是你可以操控的，有就有，沒有就是沒有。」

　　黃啟裕認為，觀念的障礙主要來自教育體系的問題：「目前主流這套系統是很牢固的。例如中醫經絡這些，在主流西醫科學的體制下，教科書中都沒有講。但很多東西都是在這套系統以外的，你卻把西醫當成唯一的解釋途徑。比如從小到大，教科書中

沒有告訴我們有神，只要書本沒有提到的，你一提他就會排斥，說他不相信。最大原因是教育太系統地掌控了人的思想。」

看來，研究本身的難度，還不及研究之外僵化的教育或主流科學體系帶給許凱雄和黃啟裕的考驗。

也許在學術道路上「踽踽獨行」，但「擇善固執」的許凱雄和黃啟裕深信，這個研究最大的價值，除了帶給病患實質的治療成效，就是「觀念的突破」。他們認為，忠於這個世界呈現的現象去做研究，就是一種真正的科學態度！

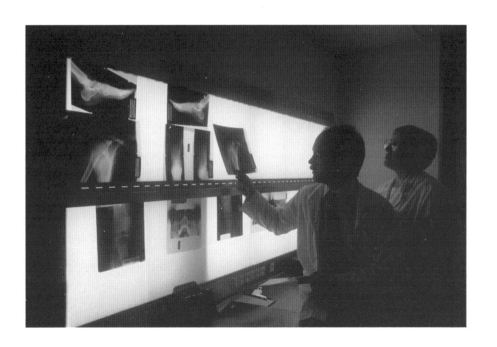

堅持科學，走出新路

與李其然先生已認識數年。因為指導台大博士生黃啟裕進行幻肢相關研究，而於2008年開始進一步接觸遠紅外線。自身雖具物理醫工的背景，對遠紅外線也有了解，但卻在與李先生的互動中，讓我更深入了解遠紅外線照射療法。

遠紅外線療法一般也歸為能量療法，它的醫療效果雖然已得到許多肯定，但由於其作用於人體所引發之相關機制的研究還在完善中，在主流醫學眼中仍屬於另類療法。而我與啟裕所提出在「另外空間」以遠紅外線處理幻肢疼痛的研究，因為逾越了現有生物醫學的界限，而難免受到一些質疑。

我完全能理解李先生在二十年前開始推動遠紅外線照射療法時，需要面對的各種質疑。當年主流醫學對遠紅外線的態度，幾乎只能用「嗤之以鼻」來形容。而許多目前已被刊登於國際醫學論文期刊上的重要研究成果——如照射遠紅外線被認為可以幫助傷口癒合、增加皮膚的血流量，以及改善洗腎患者動靜脈瘻管的通暢度等等——在當年，同樣逾越了醫界和學術界的既定觀念。也因此我與專精於遠紅外線的李先生初相識即惺惺相惜，很快成為莫逆之交。

我在大學除教職外，亦擔任多年育成中心主任，常為生醫產業之中小企業提供專業技術諮詢及顧問服務，所以平素對於各類醫療器材的發展也十分留意，而遠紅外線治療儀這項產品讓我看

到了一個很特別的現象。大部分遠紅外線產品目前仍被歸為民俗療法，無法進入專業的醫療領域，其主要原因可能在於多數廠商物理、醫學基礎知識仍然不足，銷售時未能以嚴謹的態度提供有根據的醫學資訊，並過度宣傳遠紅外線療效，而加重醫療從業人員和消費者對遠紅外線療法的不信任感。這就讓遠紅外線要踏上科學之路時，每一步都十分艱辛。

但李先生卻能堅持這條科學之路。他是成就遠紅外線醫學研究科學化的重要推手，深入使用遠紅外線治療儀的醫療現場，並且資助醫學實驗開展，吸引許多醫學研究者投入研究，解釋為什麼遠紅外線照射療法能治療某些疾病的原因。這種對遠紅外線事業長期全身心的投入，著實難能可貴。看到遠紅外線治療儀能讓台灣主流醫學所接受，並進入各大醫學中心、教學醫院的重要科別，便可知道這項產品在所謂的「同類產品」中，其實是多麼的「不同」！

在輔導中小企業的過程中，我有一些感觸：行政院於2009年推出生技起飛方案，醫療器材產業因為擁有極高的附加價值，為台灣聚焦發展的重點產業之一。但台灣的醫藥產業其實面臨一個瓶頸，那就是生技產業尚未具規模實力，在新藥及醫材的開發能力和資源上，仍落後歐美國家一大截。當大企業的資源都有限的同時，中小企業的機會又在哪裡呢？

我們現在看到一個非常特殊的成功案例，台灣的遠紅外線治療儀現在已經走出新路──由台灣九成以上的洗腎醫療院所運用

於瘻管照護的遠紅外線醫療實證經驗，輔以台灣學者研究發表並領先國際的成果，發展出台灣的醫療特色，從而引起歐美先進國家的注意，並逐步採用遠紅外線照射療法。

這個案例為台灣的醫療生技產業發展，提供了一個非常值得參考的方向。

宜蘭大學　許凱雄副教授

2012年4月

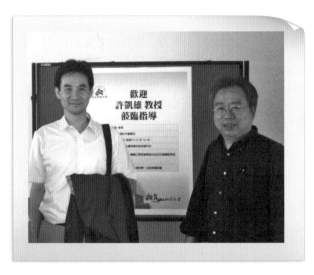

2011年許凱雄老師（左）應遠紅外線保健科技協會理事長李其然（右）之邀，於年會上主講幻肢痛之遠紅外線療法

一、部位原則

簡單講即是那裡不舒服,即照射那個不舒服的地方。

這比較屬於西醫的使用方式,針對一些外傷瘀血、紅腫發炎、瘡、疔、皮膚感染及筋骨扭、挫傷等肢體毛病,都很適合直接採取「部位原則」照射患部。

因為這些症狀的發病部位明顯,起因比較清楚,而且往往是局部皮膚、肌肉、骨骼受創引起的毛病,眼睛看得見其外部變化,處理單純,痊癒也快。

對其他一些內臟器官症狀,如腸胃病、婦女病及痠痛症狀等,直接照射部位的治療效果會較慢,但止痛的效果則不錯。

二、穴位原則

照射疾病的相對應反射穴位,這是中醫溫灸的標準用法。有關呼吸、消化、循環及泌尿系統的毛病,和一些不明原因的痠痛、體質不良引起的種種症狀,依照中醫的針灸取穴方式照射,都有很好的療效。

經絡學是中國傳統醫學的精華之一,雖然人們對經絡、穴位的研究至今尚無法一窺全貌,但經絡的運用已被世界醫學界所認同。

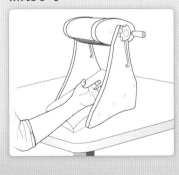

照射手掌

手背
治療穴位:
* 落枕穴:可解除頸肩部僵硬痠痛
* 液門穴:可有效減輕耳鳴及暢通淋巴系統作用

手心
治療穴位:
* 少府穴:解麻痺、改善心循環
* 勞宮穴:改善記憶、心肌缺氧,加強自身能量供應

照射足底

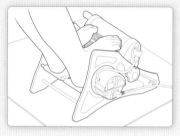

緩解足底、足跟痛
治療穴位：
* 湧泉穴：醒腦開竅，改善心肺功能、降血壓
* 失眠穴：助眠、安神

照射臂腕

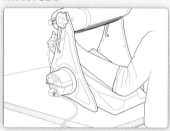

緩解腕隧道症候群、媽媽手之疼痛、洗腎瘻管保養
治療穴位：
* 大陵穴：可穩定心神減壓和幫助睡眠
* 外關穴：感冒、偏頭痛、耳鳴、上肢關節痛

照射臉部

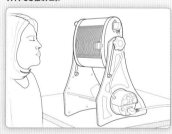

改善鼻腔血液循環
治療穴位：
* 印堂穴：鼻塞、鼻過敏、失眠
* 迎香穴：皮膚過敏、皮膚病、鼻炎、鼻塞

照射足背

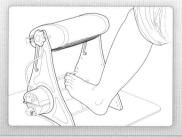

改善足部血液循環
治療穴位：
* 太衝穴：頭痛，眩暈，疝氣，月經不調，四肢關節腫痛，目赤腫痛
* 足臨泣穴：可立即減輕暈眩、偏頭痛

經絡雖然深奧，但仍有些脈絡可尋，因內臟器官的對應主穴，往往與該器官的對應體表投影部位相關、相近。例如前胸的天突、氣戶、期門穴，背後的大椎、定喘、至陽穴，都與呼吸器官的體表投影重合；腹部的上脘、中脘及背部的胃俞等穴，與胃的前後體表投影重合。因此，即使不懂對應反射穴位在那兒，只要知道體內器官的大致位置，朝前後體表照射，往往也有不錯的效果，這也呼應了我們的第一個使用原則：「那裡不舒服即照射那個不舒服的部位。」

就經絡理論而言，同一種疾病，牽涉到的穴位可能不只一個，那究竟應該先照射那一個或那幾個好呢？其實這也是中醫界多年來探索的奧秘之一。不同的體質、不同的病因，其取穴的方法也往往相異。

三、病因原則

從病象的觀察，先歸納找出大致的起病原因，再從病因去下手治療。如果您患的是急症，請直接找醫生檢查。如果您患的是慢性毛病，並且已嘗試了上述兩種使用原則，症狀仍未見改善，建議您最好藉助現代醫學檢驗之便，再找專業醫生徹底了解病因。

同一種症狀，有可能不是同一種病因。比如同樣是咳喘，多數是因支氣管發炎或肺部感染，但如果是久咳、久喘者，病因也許不是這麼單純，依照中醫的判斷，可能是腎虛所致，因此除前胸、後背照射外，這時不妨一試腎俞穴。

有些婦女的長期規律性頭痛，或不明原因的筋骨痠痛，原因可能也不在頭部或筋骨，多半是因婦科器官發炎，或生殖內分泌系統不平衡所致，這時就應捨部位而取病因照射。

總之，徹底了解病因病理部位，從根治起，才不致瞎子摸象，耽擱時間而延誤了治療。

上述三項使用原則，不會互相衝突，多照亦無大礙，使用者如能嫻熟運用，互為輔助搭配，效果往往意想不到。至於如何發揮遠紅外線的療效？就有賴讀者的耐心使用和詳實分析記錄了。

序號	症狀	照射位置(含參考穴位)
1	麥粒腫(針眼)	患部
2	眼部不適	攢竹穴/絲竹空穴/魚腰穴(眉部)、光明穴(外腳踝往上7寸)、陽白穴(前額)、陽谿穴(拇指下方腕關節外側處)
3	牙痛	耳孫穴/耳門穴/翳風穴/聽會穴(耳周)、三陽絡穴(下臂外側)、太谿穴(內腳踝)
4	鼻炎	患部及素髎穴(鼻尖)
5	哮喘	穴位(4)人迎、(18)膻中、(24)氣戶 定喘穴(後頸下側)、璇璣穴(鎖骨中)、尺澤穴(手肘窩)、太谿穴(內腳踝)
6	止咳	定喘穴(後頸下側)、百勞穴(後頸)、璇璣穴(鎖骨中)
7	止嘔	內關穴(下臂內側)、中魁穴(中指關節中點)、三焦俞(後腰)
8	口腔炎	穴位(16)勞宮、(49)陷谷
9	喉嚨痛	患部及穴位(6)曲池、(12)合谷、(44)然谷 人迎穴(頸側)、璇璣穴(鎖骨中)、魚際穴(手心)、太谿穴(內腳踝)
10	支氣管炎	患部及穴位(14)孔最、(19)幽門、(25)大椎 下廉穴(手肘至手腕1/3處)
11	胃炎	患部及穴位(15)郄門、(28)膈俞、(37)次髎
12	胃潰瘍	患部及穴位(31)胃俞、(42)陰陵泉、(55)公孫
13	急性腸炎	穴位(15)郄門、(23)石門、(56)漏谷
14	慢性腸炎	穴位(12)合谷、(23)石門、(35)命門
15	小兒腹瀉	下腹部及穴位(22)氣海、(23)石門 地機穴(小腿內側)
16	小兒消化不良	胃部及穴位(22)氣海、(23)石門
17	下痢	穴位(33)大腸俞、(35)命門、(49)陷谷 中都穴(小腿內側)
18	便祕	腹部 腰奇穴(臀部)、氣海穴(下腹)
19	偏頭痛	患部及穴位(2)通天、(8)支正、(45)豐隆 湧泉穴(腳底)、風池穴(後頸上部)
20	落枕、頸痛	患部及穴位(3)肩井、(9)外關 落枕穴(手背)、人迎穴(頸側)、百勞穴(後頸)、玉枕穴(後腦)、大椎穴(後頸下側)
21	肩硬、肩痛	患部及穴位(7)四瀆、(11)陽池 落枕穴(手背)、尺澤穴(手肘窩)
22	肘痛	患部及穴位(7)四瀆、(13)曲澤、(39)環跳
23	背痛	患部及穴位(7)四瀆、(52)委中
24	腰痛	患部及穴位(36)腰陽關、(52)委中 腰痛穴(手背)、委中穴(膝窩)、環跳穴/環中穴(臀部)、腰陽關穴/腰眼穴(臀部上方)、崑崙穴(外腳踝)

25	經痛	穴位(21)帶脈、(22)氣海、(41)血海 日月穴(胸下)、次髎穴(臀部上方)、帶脈穴(側腹)、關元穴(小腹)、 子宮穴(恥骨上方)
26	關節炎、風濕	患部及穴位(17)肩髃、(34)小腸俞、(41)血海
27	膝蓋痛	患部及穴位(41)血海、(51)解谿、(52)委中 鶴頂穴(膝蓋)
28	腳扭傷	患部及穴位(50)邱墟
29	失眠	穴位(20)中脘腕、(30)脾俞、(54)湧泉 安眠穴/翳明穴(耳後)、腰奇穴(臀部)、足三里穴(小腿外側膝下)、 三陰交穴(內腳踝上方)
30	神經衰弱	穴位(29)肝俞、(38)長強、(47)衝陽
31	低血壓	穴位(1)百會、(6)曲池
32	高血壓	穴位(54)湧泉、(6)曲池
33	全身無力	大包穴(腋下6寸)、神道穴(肩胛骨間)、氣海穴/關元穴(小腹)
34	脈管炎、靜脈曲張	患部及穴位(5)臂臑、(6)曲池、(37)次髎
35	神經性皮炎	患部及穴位(5)臂臑、(6)曲池、(27)督俞
36	濕疹	患部及穴位(17)肩髃、(37)次髎、(46)太谿 曲池穴(手肘外側)、百蟲窩穴(腿內側膝蓋上方)、 陽谿穴(拇指下方腕關節外側處)
37	泡疹	患部及穴位(10)會宗、(17)肩髃、(53)裏內庭
38	癰、癤、壓瘡	患部及穴位(37)次髎
39	痔瘡、肛門廔管	患部及穴位(1)百會、(14)孔最、(35)命門 二白穴(下臂內側)、列缺穴(拇指下方腕關節外側處)、 承山穴/承筋穴/飛陽穴(小腿肚)、命門穴(後腰)
40	燒燙傷	患部及穴位(37)次髎
41	慢性皮膚潰瘍	患部及穴位(5)臂臑、(6)曲池、(37)次髎
42	凍瘡、凍傷	患部及穴位(5)臂臑、(6)曲池、(37)次髎
43	傷口癒合	患部及穴位(37)次髎
44	子宮炎	患部及穴位(35)命門、(32)氣海俞、(37)次髎
45	乳腺炎	患部及穴位(18)膻中、(48)足臨泣
46	攝護腺肥大	下腹部及(22)氣海、(23)石門(會陰部)
47	男性強壯	命門穴(後腰)、氣海穴/關元穴(小腹)、太谿穴(內腳踝)
48	下體紅腫發炎	患部及穴位(5)臂臑、(6)曲池、(37)次髎
49	減重	天樞穴/水分穴/滑肉門穴/陰交穴(腹部)、足三里穴(小腿外側膝下)、 復溜穴(內腳踝上方)
50	豐胸	豐隆穴(小腿外側)、乳根穴(胸下)、膻中穴(胸口)

一、頭頂的穴道

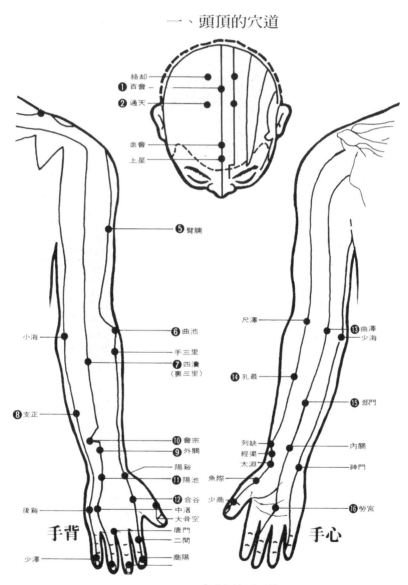

- 絡却
- ❶ 百會
- ❷ 通天
- 囟會
- 上星

- ❺ 臂臑
- ❻ 曲池
- 小海
- 手三里
- ❼ 四瀆
- （裏三里）
- ❽ 支正
- ❿ 會宗
- ❾ 外關
- 陽谿
- ⓫ 陽池
- 後谿
- ⓬ 合谷
- 中渚
- 大骨空
- 唐門
- 二間
- 少澤
- 商陽

手背

- 尺澤
- ⓭ 曲澤
- 少海
- ⓮ 孔最
- ⓯ 郄門
- 列缺
- 經渠
- 太淵
- 魚際
- 內關
- 神門
- 少商
- ⓰ 勞宮

手心

二、上肢的穴道

194

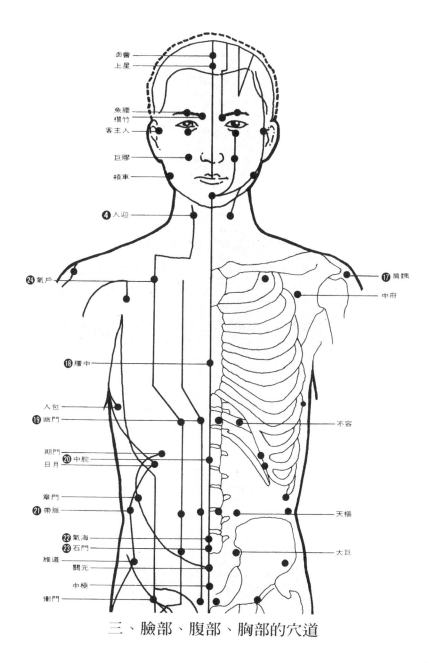

三、臉部、腹部、胸部的穴道

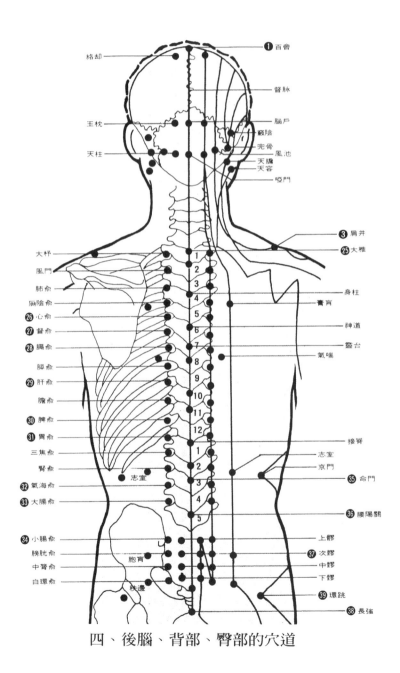

四、後腦、背部、臀部的穴道

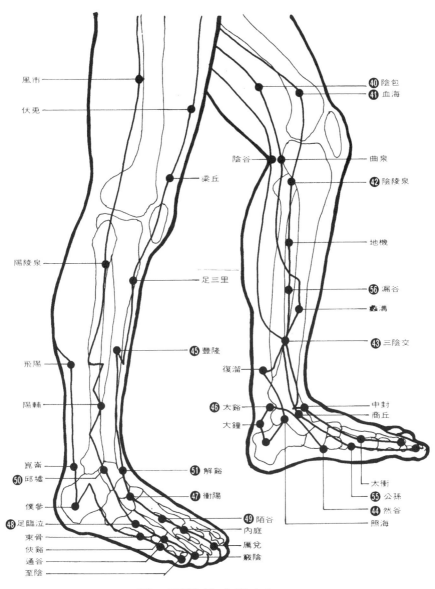

風市
伏兔
陰谷
梁丘
陽陵泉
足三里
飛陽
陽輔
崑崙
邱墟
僕參
足臨泣
束骨
俠谿
通谷
至陰

⓯陰包
⓰血海
曲泉
⓬陰陵泉
地機
⓺漏谷
蟲溝
⓭三陰交
復溜
⓯大谿
大鐘
中封
商丘
大衝
⓹公孫
⓮然谷
照海
⓯豐隆
⓯大谿
⓱解谿
⓳衝陽
⓳陌谷
內庭
厲兌
竅陰

五、下肢的穴道(1)

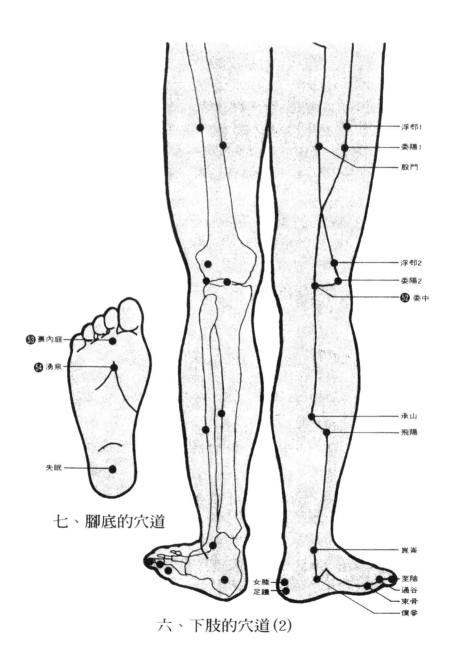

浮郄1
委陽1
殷門

浮郄2
委陽2
❺❷委中

承山
飛陽

❺❸裏內庭
❺❹湧泉

失眠

七、腳底的穴道

寅斎
至陰
通谷
束骨
僕參

女膝
足踵

六、下肢的穴道(2)

Q1.遠紅外線可以照多深？

A:過去一般認為遠紅外線僅可以改善淺層血管功能、促進皮膚表面血液循環。但其實遠紅外線的作用，能影響到深層組織，這主要是由於皮膚細胞吸收遠紅外線的能量之後，引發一連串的生理反應，將作用傳達到深層部位。

　　雖然遠紅外線對皮膚的穿透深度（penetration depth）只有0.8mm~1mm，但臨床上已確實觀察到，遠紅外線可對人體產生的正面影響，遠超過此深度，舉凡腸胃、氣管、神經、深層血管、肌肉和關節等，照射遠紅外線皆可對其產生良好的反應。

Q2.遠紅外線能透過衣物嗎？

A:遠紅外線的穿透力低，並無法穿透衣物，但一些遠紅外線製造商或銷售人員，本身對遠紅外線的物理性質不甚了解，常把熱能與遠紅外線混為一談，把『遠紅外線能透過衣物』的錯誤觀念傳達給消費者，使得消費者在使用時，也誤將衣物被加熱所產生的熱感，當成遠紅外線的作用。

Q3.市面上叫做遠紅外線的儀器，為什麼溫度差這麼多？

A:一般的遠紅外線器材，雖然都名為『遠紅外線』，但其放射

出的波長分布不同，遠紅外線所佔的比例也有相當大的落差：遠紅外線的比例越高（近紅外線的比例越低），其照射的溫度越溫和；相反的，近紅外線的比例越高（遠紅外線的比例越低），照射的溫度越高，除了會有灼熱感之外，還會抵消遠紅外線的療效。因此，遠紅外線器材並非『越熱越好』。

Q4.遠紅外線儀器，功率越大越好嗎？

A:各種電器用品所稱（消耗）功率，一般是指該電器的耗電量，許多國家的醫療主管機關，都有對醫療儀器制定功率上限，以保護使用者安全。其中日本就規定：遠紅外線儀器功率應低於700W。因此，高功率的儀器除了高耗電之外，還可能有高危險性的問題，絕非功率越大越好。

Q5.為什麼一定要照40分鐘？

A:遠紅外線照射療法不同於一般的熱治療，屬於低能量療法，需要一段時間的作用累積，才能觀察到較好的效果。已有多篇醫學研究顯示，遠紅外線對人體的益處，如增加皮膚表面微循環、提升瘻管血流量、抑制發炎反應、促進傷口癒合等功效，單次照射時，與30分鐘和60分鐘相比，以連續照射40分鐘的效果為最佳。故使用遠紅外線照射療法，建議每次

40分鐘，每天一至多次，並長期使用，能達到最好的治療效果。

Q6.「遠紅外線治療儀」和「紅外燈」有甚麼不一樣？

A:紅外燈是一種會發出紅色光及高溫的熱療儀器，其原理是利用與紅外光波長接近，伴隨著產生的近紅外線來進行熱治療。照射體表溫度通常為40-45℃，主要的作用為『熱效應』。作用在人體上，主要是局部加熱皮膚表面和淺層肌肉與血管，達到放鬆舒緩的效果。

由於紅外燈溫度偏高，每次使用時間不可超過15分鐘，對溫度較不敏感的年長者、長期臥床者、糖尿病患者、心血管疾病患者、末梢血循不良者，因為溫度感受較為遲鈍，極易因疏忽而造成燙傷，故不建議使用。另外由於近紅外線的高溫有可能造成組織脫水、增加細胞耗氧量及抑制傷口癒合，因此應避免用在開放性傷口及缺血肢體上。

反觀低能量的遠紅外線照射療法，『非熱效應』是其最大的特色，雖然遠紅外線對人體的穿透深度（penetration depth）較淺，但因其能量可被蛋白質所吸收，並藉由蛋白質之間的生化反應在生物體中傳遞到深層組織，達到治療的效果。保持照射距離20公分時，體表溫度僅略為升高，且維持恆定（不超過40℃），安全性高，適合年長者、長期臥床

者、末梢血循不良及糖尿病患者使用，較無醫療傷害的顧慮。遠紅外線可以促進組織修復、抑制發炎、幫助傷口癒合，可使用在已無出血現象的開放性傷口。

Q7.遠紅外線紡織品也有療效嗎？

A:由於紡織品需考慮觸感及可穿戴性，纖維中可融入的遠紅外線材料比例受到限制，和照射儀器相比，所放出的遠紅外線量相差很大，效果較有限。

　　有外接電源加熱的遠紅外線熱敷帶，雖然有明顯的熱感，但原理和一般遠紅外線紡織品並無不同，若直接緊貼皮膚穿戴，因為溫度控制不易，容易有悶熱搔癢的不適感；若隔著衣服穿戴，則遠紅外線會被衣物阻隔，人體無法吸收，但仍會有熱感，可當作一般熱敷帶使用。

　　若為治療疾病需要，仍建議採用照射式的遠紅外線儀器。

Q8.遠紅外線可以照眼睛嗎？使用後皮膚會變黑嗎？

A:由於角膜及水晶體可反射大部分的遠紅外線，加上遠紅外線的熱效應非常少，因此若使用高純度的遠紅外線照射臉部，對眼睛的影響有限，若因微溫而感到乾澀時，只需要閉上眼睛即可。需注意的是，若使用的器材放射出的波長摻雜紅光

或近紅外線，對眼睛有害的風險相對高出許多，應避免照射臉部或眼睛直視。

　　陽光中會讓皮膚產生黑色素的波長是紫外線，遠紅外線中不含紫外線，所以不會讓皮膚變黑。相反的，由於遠紅外線可調節新陳代謝、改善皮膚供血，對皮膚保養多有助益。

Q9.選購醫療器材時，須注意哪些要點？

A:目前市面上以遠紅外線為名的產品種類繁多，消費者甚難判斷優劣真偽。如果真是為了改善健康或醫療用途，可用以下準則作為選擇遠紅外線醫療器材的依據：

1.須確認該產品是否經過衛生署核可，領有衛署醫療器材許可證；若無，即屬偽劣產品，切勿購買，以免花錢傷身。

2.該器材的效能及安全性是否經醫學臨床實驗證實，並獲國際醫學期刊承認。

3.須確認產品所放射遠紅外線波長的比例，遠紅外線的純度越高，遠紅外線的治療效果越好。若摻雜有近紅外線，甚至近紅外線比例偏高，除了熱傷害風險大幅提升之外，遠紅外線的治療效果也會被熱效應破壞，只剩下熱治療的效果而失去了遠紅外線治療的意義。

4.器材機構設計是否實用；能方便照射全身部位，且可長時間舒適的使用。

5.是否有大型醫院（醫學中心級）採用：因這些機構採購醫

療器材皆需經過醫師及採購層層把關，因此若器材獲大部分的醫學中心採用，其安全性及治療效果都有一定的水準。

Q10.腎友使用遠紅外線照護瘻管，有何特別注意事項？

A:由於瘻管保養相當重要，腎友在選擇保養瘻管的遠紅外線產品時，要比一般人更為謹慎，需要特別注意以下事項：

1. 雖然遠紅外線溫度和能量甚低，但仍須注意保持至少20公分的照射距離，避免低溫灼傷
2. 接觸式的（遠紅外線）熱敷帶，由於溫度不易控制，可造成穿戴處皮膚的悶熱搔癢不適，增加針孔處感染的風險，不利瘻管保養。
3. 使用有額外熱效應的器材，不論是高溫熱風、高溫紅光或近紅外線，都是破壞遠紅外線治療效果的熱效應來源，且大幅提高熱傷害風險，應避免使用。
4. 有出血傾向的傷口應待完全止血後再行使用。

附錄四 各大醫院使用遠紅外線治療儀概況

以下資料統計至2012年4月

一、腎臟科

榮民總醫院（台北、台中、埔里、永康、嘉義）

馬偕醫院（台北、淡水、新竹、台東）

長庚醫院（林口、台北、基隆、桃園、嘉義、雲林）

中國醫藥學院附設醫院（總院、內湖分院、五權分院、豐原分院、東區分院、草屯分院、北港分院、虎尾分院）

成大醫學院附設醫院（總院、斗六分院）

三軍總醫院（內湖、汀州院區）

慈濟醫院（花蓮、大林、斗六分院、潭子院區）

彰化基督教醫院（二林、雲林、鹿基分院、員生醫院、佑民醫院）

基督教醫院(嘉義、屏東)

大千醫院(大順、後龍、大川)

台北市立萬芳醫院

台北市立聯合醫院（和平、忠孝、仁愛、中興、陽明院區）

署立醫院(基隆、台北、桃園、新竹、苗栗、台中、豐原、彰化、南投、新營、嘉義、朴子、旗山、花蓮、澎湖)

耕莘醫院（新店、永和分院）

桃園國軍總醫院

敏盛醫院（龍潭、三民、經國院區）

壢新醫院

東元醫院

新光醫院

振興醫院

為恭醫院

林新醫院

國軍台中總醫院（總院、中清分院）

澄清綜合醫院(中港、平等)

童綜合醫院（沙鹿、梧棲）

光田綜合醫院（沙鹿、大甲、通霄）

大里仁愛醫院

大甲李綜合醫院(大甲、苑裡)

秀傳紀念醫院（台北、彰化、彰濱、台南市醫、市立岡山）

天主教若瑟醫院

聖瑪爾定醫院

國軍高雄總醫院

屏東恒春醫院

高醫附醫（總院、小港）

院綜合醫院

義大醫院

花蓮門諾醫院

國軍花蓮總醫院

羅東聖母醫院

高雄市立聯合醫院（美術館院區、民生院區）

陽明附設醫院

中英醫院……等五百家以上血液透析室，無法一一詳列。

二、心臟血管外科

台北榮民總醫院

台北市立萬芳醫院

台北國泰醫院

台北醫學院附設醫院

長庚醫院（高雄、林口）

嘉義基督教醫院

永康奇美醫院

義大醫院

大甲李綜合醫院

聖馬爾定醫院

林新醫院……等。

三、問題傷口處理中心

台北長庚醫院傷口治療室

高雄長庚醫院（高壓氧中心）

彰化秀傳醫院（高壓氧中心）

彰化基督教醫院（高壓氧中心）

彰濱秀傳（高壓氧中心）

永康奇美（高壓氧中心）

振興醫院（高壓氧中心）

署立台中醫院

萬華醫院傷口處理中心

益安傷口康復門診

麗安診所

人本美學……等。

四、整型外科與醫學美容

台北馬偕醫院（整型外科）

中山醫學院附設醫院（整形外科）

新竹馬偕醫院（整形外科）

彰化基督教醫院（整形外科）
高雄長庚紀念醫院（整型外科）
台安醫院（整形外科）
台北慈濟醫院（整形外科）
門諾醫院（整形外科）
振興醫院（醫學美容）
大林慈濟（雷射中心）
署立台中醫院（整形外科病房）
高雄醫學院附設醫院（整型外科）
義大醫院（整型外科）
小港醫院(整外病房)
大里仁愛醫院（整形外科）
童綜合醫院（醫美整外）
林靜芸整型外科診所（整形外科）
葉添浩整型外科診所
夏葳頤診所
肌優谷診所（醫學美容）
信合美診所
春泉抗老化中心（整形外科）
禾風診所（醫學美容）……等。

五、泌尿科
台安醫院
亞東醫院
署立台北醫院
署立桃園醫院
新北市立聯合醫院三重院區
博仁醫院
書田紀念醫院
三峽恩主公醫院
敏盛醫院經國院區
鼎尚診所
員生醫院
十仁診所……等。

六、婦產科
台北榮民總醫院（嬰兒室、81病房）
振興醫院（嬰兒室）
台安醫院（產後護理之家）
台北市立聯合醫院中興院區（嬰兒室）
彰化基督教醫院二林分院婦產科

中國附醫東區分院（產後護理之家）
署台中婦產科病房
台東基督教醫院
林正宗婦產科
惠心婦幼診所
惠生婦幼診所
詹婦產科診所
孫三源婦產科
鍾婦產科
采新婦幼診所
柯助伊婦產科
佑民醫院婦產科病房
永越產後護理之家……等。

七、病房及護理之家
三軍總醫院（內科加護病房、安寧病房）
台北榮民總醫院（大德病房、心血管外科病房、
神外病房、感染科病房、胸腔內科病房、腫瘤病房、心血
管外科加護病房、冠狀動脈加護病房）
台中榮民總醫院(安寧病房)
署立台北醫院（加護病房）
關渡醫院（護理之家、呼吸照護病房）
台北醫學大學附設醫院（外科加護病房）
台北市立聯合醫院中興院區（感染科）
林口長庚醫院（心血管外科加護病房）
新竹馬偕醫院（內科加護病房）
中山醫院（呼吸照護病房、呼吸治療加護病房）
署立新營醫院（外科病房）
財團法人中心診所醫院（加護病房）
中國附醫東區分院（呼吸照護病房）
署立台中醫院（加護病房、呼吸照護病房）
台中慈濟醫院（全院病房）
彰化秀傳（呼吸照護病房）
林新醫院（外科病房）
大甲李綜合醫院（心外病房）
霧峰本堂澄清醫院（護理之家）
大村郭醫院（護理之家）
為恭醫院（安寧病房）
署立基隆醫院（呼吸照護病房）
羅東聖母（呼吸照護病房、加護病房、護理之家、安
寧病房）
新北市立仁愛護理之家

雙蓮教會三芝安養中心
桃園長庚醫院附設護理之家
永信松柏園老人養護中心
健民養護中心
署立基隆醫院（護理之家）
聖嘉民老人養護中心
迦南松年養護之家
毓祥護理之家
獎卿護理之家……等。

八、復健科
榮民總醫院（台北、高雄）
馬偕醫院（台北、淡水院區）
台北市立萬芳醫院
中國附醫（台中總院、台北分院、草屯分院）
彰化基督教醫院（二林、雲林分院）
彰化秀傳醫院
署立桃園醫院（本院、新屋分院）
三峽恩主公醫院
聖保祿醫院
仁愛醫院
基督教信義醫院
陽明大學附設醫院
新北市立醫院板橋院區
武家安復健科診所
大林復健科診所
愛鄰復健科診所
敦南實和診所復健室
實康復健科診所
立安復健科診所
迦勒診所
光晴復健科……等。

九、中醫醫療院所
台北榮民總醫院傳統醫學中心
長庚醫院（台北、桃園、嘉義）
慈濟綜合醫院（花蓮、台中、大林）
中國附醫（台中總院、台北、北港分院）
台北市立聯合醫院（陽明、中醫院區）
彰化基督教醫院
署立彰化醫院

彰化秀傳醫院
署立嘉義醫院
署立基隆醫院
嘉義榮民醫院
中山附醫
義大醫院
署立豐原醫院
新店耕莘醫院
三峽恩主公醫院
署立新營醫院
若瑟醫院
大千醫院
恩禾中醫
九條城中醫
弘一德中醫
邱瑞章中醫
眾生堂中醫診所
基平中醫診所
達生中醫診所
彌陀中醫診所……等。

十、骨科及其他
中國醫藥大學附設醫院骨科
彰化基督教醫院骨科
署立新營醫院
新成骨外科診所
祐寧骨外科診所
祐嘉骨外科診所
微風時尚診所（骨科）
台北市立萬芳醫院（放射腫瘤科）
柳營奇美醫院（放射腫瘤科）
振興醫院（放射治療科）
板橋中英醫院
全安診所（家醫）
建安診所（內科）
姚醫師診所（家醫）
媚登峰集團
國立體育學院運動保健學系（復健）
國立台灣師範大學運動競技學系（復健）
三重光榮國中（復健）
中州科技大學運動與健康促進系（復健）……等。

國家圖書館出版品預行編目資料

低能量遠紅外線照射療法——遠紅外線完全健康
手冊／李其然著. -- 初版. -- 新北市：世茂，
2012.06
　　面；　公分. --（生活健康；B363）

ISBN 978-986-6097-59-1（平裝）

1.遠紅外線療法

418.93212　　　　　　　　　　101009161

生活健康 B363

低能量遠紅外線照射療法——遠紅外線完全健康手冊

作　　者／李其然
責任編輯／簡玉珊
校　　對／石尚儀
封面內頁&設計排版／蔡雅貞
出 版 者／世茂出版有限公司
負 責 人／簡泰雄
地　　址／（231）新北市新店區民生路 19 號 5 樓
電　　話／（02）2218-3277
傳　　真／（02）2218-3239（訂書專線）
　　　　　　（02）2218-7539
劃撥帳號／19911841
戶　　名／世茂出版有限公司　單次郵購總金額未滿 500 元（含），請加 80 元掛號費
酷 書 網／www.coolbooks.com.tw
排版製版／辰皓國際出版製作有限公司
印　　刷／世和彩色印刷公司
初版一刷／2012 年 6 月
二十九刷／2024 年 7 月

I S B N ／978-986-6097-59-1
定　　價／280 元